ÜBER LEBEN IN DER WILDNIS

ISBN 978-3-8094-5156-3

1. Auflage

Das Werk erschien erstmals 2019 in Großbritannien bei Modern Books, einem Imprint von Elwin Street Productions Limited, 10 Elwin Street, London E2 7BU, United Kingdom (www.elwinstreet.com) unter dem Titel *How to survive in the wild*

Umschlaggestaltung: Penguin Random House Verlagsgruppe unter Verwendung des Originalcovers

Übersetzung: Wiebke Krabbe, Damlos

Redaktion und Producing: Dr. Alex Klubertanz, Haßfurt, www.semiserif.de

Herstellung: Birgit Olbrich

Projektleitung: Lea Schmid

Penguin Random House Verlagsgruppe FSC® N001967

FSC
www.fsc.org
MIX
Papier | Fördert gute Waldnutzung
FSC® C016973

Printed in China

ÜBER LEBEN IN DER WILDNIS

DER PRAKTISCHE SURVIVAL-GUIDE FÜR OUTDOOR-ABENTEUER

SAM MARTIN & CHRISTIAN CASUCCI

Bassermann

Inhalt

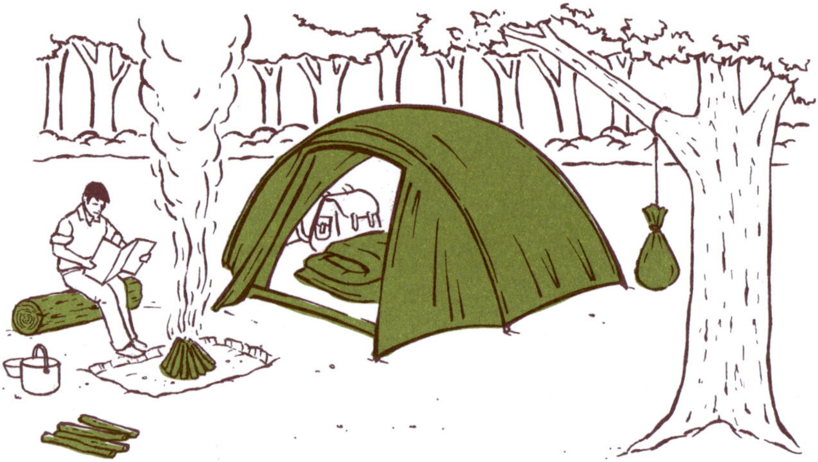

Vorwort

Martin aus der Buchhaltung lehnt an der Trennwand neben deinem Schreibtisch und redet über Quittungen, aber alles, was du hörst, ist das Knirschen herabgefallener Tannennadeln unter deinen Füßen. Karen, die Büroleiterin, fragt per E-Mail, in welcher Farbe sie Textmarker für dich bestellen soll. Du antwortest »Lagerfeuer« und meinst eigentlich Gelb. Später am Wasserspender stellst du dir vor, wie du in der Wildnis mit deiner Paisley-Krawatte einen primitiven Unterschlupf zusammenzurrst, weil ein Sturm aufzieht.

Wir alle müssen uns hin und wieder in die Wildnis zurückziehen, sei es für einen Wochenendausflug oder für ein größeres Abenteuer, vor allem, wenn wir den Wald vor lauter Bäumen nicht mehr sehen können. Aber wenn du in der Sicherheit deines klimatisierten Büros sitzt, fragst du dich vielleicht, ob du wirklich das Zeug dazu hast. Kannst du da draußen in der großen weiten Welt überleben?

In der modernen Welt kann nicht mehr jeder den Ruf der Wildnis hören oder die leise, ferne Stimme wahrnehmen, die uns etwas über die Geheimnisse der Natur zuflüstert. Aber für diejenigen, die sie hören, ist dieses Buch genau das Richtige. Denn es reicht nicht aus, dem Ruf der Wildnis zu folgen, man muss auch wissen, was zu tun ist, wenn man in der Natur angekommen ist. Welche Ausrüstung brauchst du? Wie kannst du dich vor den Elementen schützen? Wie findest du Nahrung und Wasser und wie hältst du dich warm? Wie findet man sich in freier Wildbahn zurecht und wie kommt man zurück in die Zivilisation, wenn es Zeit für die Heimkehr ist?

Dieses Buch gibt Antworten auf viele Fragen, z. B. wie man ein Messer schärft und einen Fisch richtig ausnimmt, wie man einen Schneegraben aushebt oder sich an den Sternen orientiert. Wer weiß, vielleicht hilft es dir da draußen sogar beim Überleben. Und wenn alles andere fehlschlägt, kannst du es immer noch benutzen, um damit ein Feuer zu machen.

KAPITEL 1

Gut gerüstet

Du willst also die Großstadt hinter dir lassen und dich in der freien Natur ausprobieren? Dann gilt es, einige Überlebenstechniken zu erlernen, und das gelingt am besten draußen. Es reicht aber nicht, mit Unterwäsche zum Wechseln und einem Schlafsack ins Auto zu steigen. Bereite dich vor, indem du zumindest die richtige Ausrüstung mitnimmst. Und pack unbedingt ein Messer ein – ohne ein gutes Messer geht gar nichts.

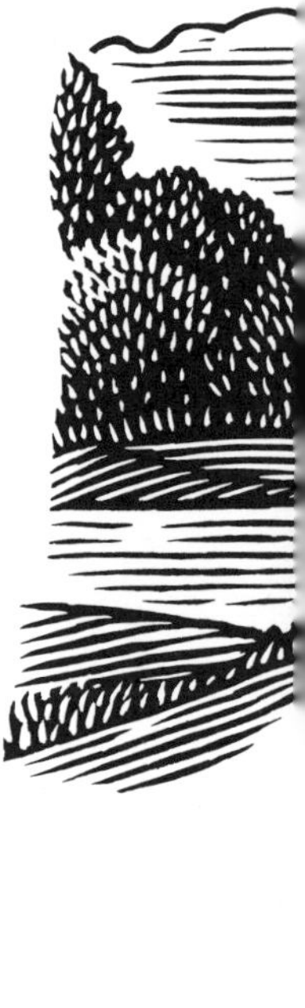

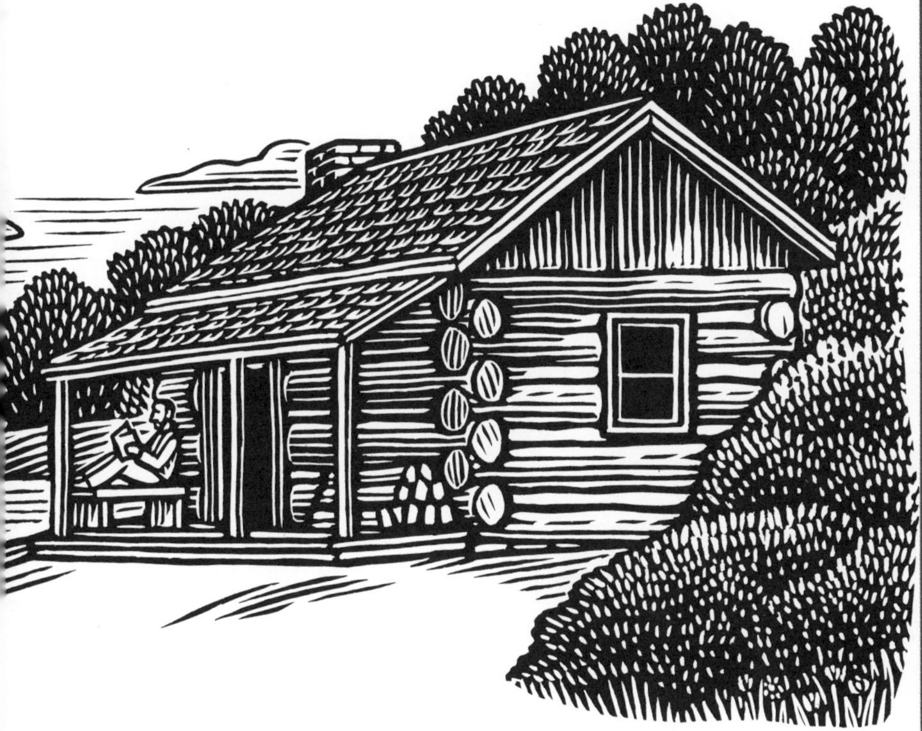

Vorbereitung muss sein

Wenn der Ausflug in die Natur schlecht vorbereitet wird, ist es mit der Begeisterung schnell vorbei. Man kann gar nicht sorgfältig genug vorbereitet sein, denn Mutter Natur kann launisch und unberechenbar sein. Du musst dir überlegen, was du anziehst, was und wo du isst und welche Ausrüstung du brauchst, um alles zu tragen, was du benötigst.

Wissen ist genauso wichtig wie die Ausrüstung. Eine Erste-Hilfe-Ausrüstung ist unerlässlich. Gute Verbandspäckchen enthalten Materialien zur Behandlung schwerer Verletzungen, aber am häufigsten wirst du Pflaster, Desinfektionsmittel und Schmerzmittel brauchen. Du wirst überrascht sein, wie oft du dich in der Wildnis schneidest, verbrennst und aufschürfst.

Erste-Hilfe-Ausrüstung

- ✓ Verbandsmaterial:
  - Pflaster
  - Butterfly-Wundnahtstreifen
  - Dreieckstuch
- ✓ Schmerzmittel wie Paracetamol oder Ibuprofen
- ✓ Antiseptische Tücher
- ✓ Gazebinden
- ✓ Sporttape
- ✓ Schere
- ✓ Nadeln (zum Entfernen von Splittern und Öffnen von Blasen)
- ✓ Polstertape/Moleskin (für Blasen)
- ✓ Rehydrierungslösung (mind. 2 Portionen)
- ✓ Große Sicherheitsnadeln
- ✓ Fieberthermometer
- ✓ Medikament gegen Durchfall
- ✓ Tabletten gegen Sodbrennen
- ✓ Zwei Rasierklingen
- ✓ Ausrüstung zum Nähen von Wunden

Wann?

Zur Vorbereitung gehört auch die Wahl des richtigen Zeitpunkts für dein Abenteuer. Natürlich ist die Jahreszeit ein wichtiger Faktor. Wenn du in den Tropen auf Entdeckungstour gehen willst, ist der August (der Höhepunkt der Hurrikan-Saison) vielleicht nicht die beste Zeit dafür. Ebenso wird eine Reise in die Alpen im Januar durch Schnee nicht lustiger oder spannender, sondern nur schwieriger.

Vielleicht gibt es Jahreszeiten, die du nicht gewohnt bist, wie die tropische Regenzeit. Solange du auf Regen vorbereitet bist und er dir nichts ausmacht, kann es eine großartige Zeit sein, um die Natur in Äquatornähe kennenzulernen. Und glaube nur nicht, dass es in der Wüste immer heiß sein muss. Nachts unter dem weiten, wolkenlosen Himmel verflüchtigt sich die Hitze schnell und es kann empfindlich kalt werden. Selbst im Sommer können die Temperaturen in der Wüste nachts auf 10 °C und weniger sinken.

Die Jahreszeiten bestimmen auch, welche Arten von Wildtieren unterwegs sind und in welcher Stimmung sich diese Tiere befinden. Bären sind gegen Ende des Sommers und bis in den frühen Herbst hinein oft aggressiv, denn sie wollen möglichst viel Nahrung zu sich nehmen, bevor sie in den Winterschlaf gehen. Sie sind aber auch mürrisch, wenn sie im Frühjahr aufwachen, denn sie haben mehrere Monate nichts gefressen. Eigentlich sollte man Bären am besten ganzjährig aus dem Weg gehen. Im Allgemeinen ist der Winter eine magere Zeit, und die Wildtiere sind oft aggressiver als in den ergiebigeren Zeiten des Jahres. Im Sommer andererseits gibt es Ungeziefer – an manchen Orten sogar jede Menge.

Ein weiterer Aspekt sind die Menschen. Wenn du wirklich Abstand zu allem gewinnen willst, wirst du keine Lust haben, einer vierköpfigen Familie beim Picknick zu begegnen, während du versuchst, deine nächste Mahlzeit zu angeln. Erfahrene Wanderer wissen, wann Hochsaison für Touristen ist, und wenn sie lieber allein unterwegs sein möchten, meiden sie die gängigen Urlaubszeiten.

Wohin?

Hast du schon einmal den Haustürschlüssel verloren und musstest im Auto übernachten? Wenn das deine ganze Campingerfahrung ist, solltest du für den ersten Wildnisausflug nicht gerade die Pyrenäen ansteuern.

Es gibt wärmere, weniger felsige Orte für den Anfang. Tief in die Wälder, Wüsten oder Berge vorzudringen, sollte man immer erfahrenen Spezialisten überlassen, vor allem, wenn es sich um unerschlossene Gebiete wie das australische Outback, die innere Mongolei oder die Sümpfe von Louisiana handelt. Auch in besser zugänglichen Nationalparks gibt es viel wildes Land zu erkunden. Aber dort gibt es auch Ranger, die das Gebiet wie ihre Westentasche kennen und wissen, dass da draußen jemand unterwegs ist.

Melde dich immer bei der Parkverwaltung an, bevor du dich auf den Weg machst, und informiere jemanden, in welche Richtung du gehst und wie lange du bleibst. Wenn du bis zu deinem voraussichtlichen Rückkehrtermin nicht wieder aufgetaucht bist, wird sich jemand auf die Suche machen. Wenn du nicht in einem Park bist, suchen dich nur die Tiere in der Umgebung – und die werden dir keinen Schokoriegel anbieten, wenn sie dich finden.

Außerdem verfügen viele Nationalparks über ein Mindestmaß an Infrastruktur, beispielsweise eigene Zeltplätze, fließendes Wasser und Toiletten. Außerdem bekommst du dort Informationen über die Flora und Fauna, die du bei deinen täglichen Wanderungen wahrscheinlich antreffen wirst. Das wiederum hilft dir, dich auf deine Umgebung einzustellen. In vielen Nationalparks gibt es auch unerschlossene Gebiete ohne jegliche Annehmlichkeiten, für die, die nichts als Natur pur wollen.

Gelände und Klima

Wo du hingehen solltest, hängt davon ab, was du tun willst und womit du dich wohlfühlst. Kein Interesse an heißem, schwülem Wetter? Meide die Camargue. Lust auf Bergsteigen und anspruchsvolles Wandern? Versuche es in den Alpen. Wüstentrekking? Wie wäre es mit Marokko und der Sahara?

Nur du entscheidest, wie weit du von der Zivilisation entfernt sein möchtest und wie lange. Wie bereits erwähnt, bieten Nationalparks das Beste aus beiden Welten: Ranger-Stationen und Campingläden in der Nähe, aber auch abgelegene Ecken, in denen man tagelang keinem Menschen begegnet. Wenn du gerade anfängst, dich in die Wildnis vorzutasten, solltest du erst einmal ein paar Wochenend-Campingausflüge in die nahe Umgebung unternehmen, bevor du planst, acht Monate lang in einem Zelt im Wald zu leben. Zwei Nächte im Freien geben dir eine gute Vorstellung davon, ob du mehr oder weniger Zeit unter dem Sternenhimmel verbringen willst.

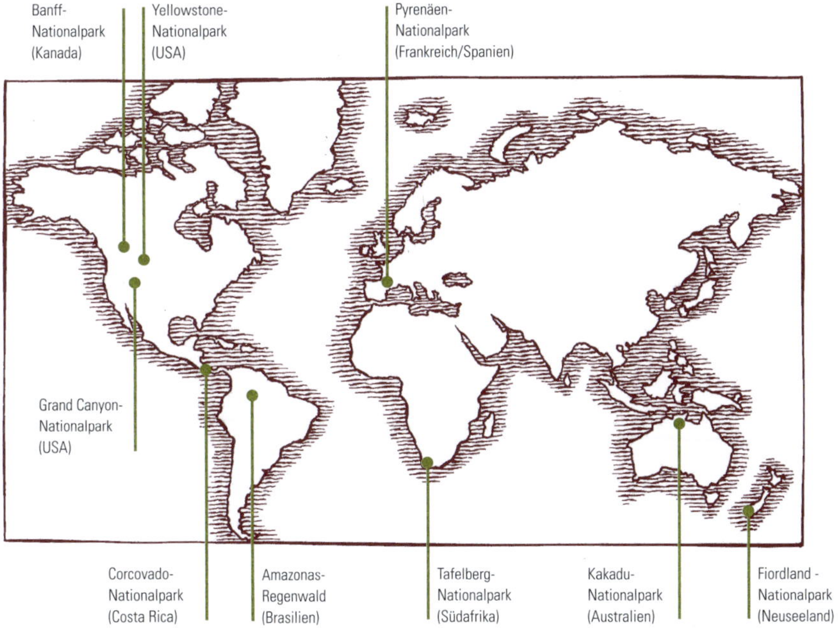

Grundausstattung

Zur Vorbereitung gehört auch die Ausrüstung, und davon gibt es jede Menge zu kaufen. Lass dich nicht verführen und kaufe genau die Dinge, die du brauchst, um warm, trocken, satt und gesund zu bleiben – nicht mehr und nicht weniger.

»Nicht mehr« bedeutet leichtes Gepäck. Zwei oder drei Kilogramm mehr klingen nicht viel, aber sie fühlen sich zehnmal so schwer an, wenn man drei Stunden unterwegs ist, bevor man am nächsten Campingplatz ankommt. In jedem guten Outdoor-Laden wird das Gewicht der Ausrüstung angegeben – von Zelten und Schlafsäcken bis hin zu Campingkochern aus Metall. Achte auf diese Angaben und notiere dir, wie viel deine Sachen wiegen. Ein paar Gramm summieren sich schnell. Ultraleicht-Rucksacktouristen rühmen sich damit, dass ihre gesamte Ausrüstung für Sommerwanderungen – ohne den eigentlichen Rucksack – gerade einmal fünf Kilogramm wiegt. Fünf bis neun Kilogramm gelten als leicht.

Überlege grundsätzlich, welche Utensilien mehr als eine Aufgabe erfüllen können. Ein Taschenmesser mit Dosenöffner und Korkenzieher ist ein gutes Beispiel. Manche Campingkocher dienen auch als Laternen, aber wenn du eine Taschenlampe hast, brauchst du vielleicht kein Laterne. Aus Kaffeebechern aus Metall kann man auch seine Suppe essen. Praktisch sind auch Hosen, die sich mit einem Reißverschluss kurz über dem Knie in Shorts verwandeln lassen. In der Wildnis sind Modefragen zweitrangig.

Heutzutage gibt es für die meisten Outdoor-Ausrüstungen eine normale Variante und eine teurere Alternative aus leichtem Material. Ein typisches Zweipersonenzelt aus Nylon wiegt zum Beispiel etwa 2,3 Kilogramm, ein Zelt aus silikonbeschichtetem Nylon (einem viel dünneren Material) ist mit einem Gewicht von 900 Gramm zu haben.

Das Essen ist ein weiterer wichtiger Gewichtsfaktor – zumindest auf dem Hinweg. In Kapitel 5 sehen wir uns genauer an, wie man Frühstück, Mittag- und Abendessen leicht halten kann.

Das musst du einpacken

Zum Tragen der Ausrüstung

- ✓ Rucksack, groß genug für die gesamte Ausrüstung
- ✓ Tagesrucksack für das Wesentliche, nachdem das Lager errichtet ist

Zum Kochen und Essen

- ✓ Campingkocher und Brennstoff
- ✓ Kochset mit Topf, Bratpfanne, Gabel, Löffel und Messer
- ✓ Becher aus Edelstahl
- ✓ Wasserflasche
- ✓ Tabletten zur Wasseraufbereitung
- ✓ Wasser- und windsichere Streichhölzer
- ✓ Dosenöffner
- ✓ Angelset mit Schnur, Haken, Pose und Senkblei

Zum Schlafen

- ✓ Schlafsack, am besten Mumienschlafsack, der nur Augen, Nase und Mund frei lässt
- ✓ Selbst aufblasende Isomatte
- ✓ Zelt mit Regenschutz (siehe Kapitel 2)

Körperpflege

- ✓ Kulturtasche mit Seife, Zahnbürste, Rasierzeug usw.
- ✓ Insektenschutzmittel
- ✓ Sonnenschutzcreme
- ✓ Lippenbalsam

Lebenswichtig

- ✓ Taschenmesser und größeres Survival-Messer (mehr dazu später)
- ✓ Stirnlampe, damit die Hände frei bleiben
- ✓ Nähzeug
- ✓ Reisekerze in einer Dose mit Deckel
- ✓ Kompass, Karte und wasserdichte Hülle
- ✓ Armbanduhr
- ✓ Trillerpfeife/Signalpfeife
- ✓ Ein 6 m langes Seil und zwei 3 m lange Seile
- ✓ Drahtsäge
- ✓ Sonnenbrille und Fernglas
- ✓ Toilettenpapier

Kleidung

Wenn man viel Zeit im Freien verbringt, kann die Kleidung stark beansprucht werden, daher sollte man sich immer für Qualität entscheiden. Glücklicherweise hat die Outdoor-Bekleidungsindustrie mit der Outdoor-Ausrüstung Schritt gehalten: Es gibt leichte Materialien, die feuchtigkeitsregulierend, atmungsaktiv, dehnbar, isolierend und kühlend sind. Als allgemeine Regel gilt: Nimm nicht mehr Kleidung mit, als du auf einmal tragen kannst.

Überlege dir zunächst, in welchem Gelände du dich bewegen wirst. In den Wäldern gibt es kratzendes Gestrüpp und Giftsumach, nicht gerade einladend für einen Spaziergang in kurzen Hosen. In Wüsten ist es heiß und trocken, und es gibt nur wenig Schatten. Da brauchst du bauschige Kleidung aus kühlen Stoffen wie Leinen und einen breitkrempigen Hut. In der rauen Bergwelt dagegen wird Leinen ein langes Wochenende kaum überstehen.

Und dann wären da noch die Insekten. Nimm Mücken nicht auf die leichte Schulter, besonders in tropischen Regionen, wo sie gefährliche Krankheiten übertragen können. Packe auch für heiße Länder helle, langärmelige Baumwollhemden und lange Baumwollhosen ein und ziehe sie abends an, wenn die Mücken ausschwärmen.

Nichts ist wichtiger als gute Schuhe. In felsigem, hügeligem oder bergigem Gelände sind Wanderschuhe mit gutem Knöchelschutz erforderlich. Aber wenn du nicht gerade hochalpin kletterst, musst du es nicht übertreiben. Es gibt gute, leichte Stiefel aus Leder, die für leichte wie für schwere Wanderungen geeignet sind. Wenn dein Gepäck leicht ist, kannst du auch niedrig geschnittene Trailrunning-Schuhe tragen. Sie eignen sich für Frühling, Sommer und Herbst – und man schwitzt in ihnen weniger als in Lederstiefeln. Wichtig sind auch »Lagersandalen«, damit die Füße eine Pause bekommen. Das können einfache Flip-Flops sein, aber wir empfehlen Trekkingsandalen, die dem Fuß mehr Halt geben. Sie sind wasserfest, robust und haben gut verarbeitete Sohlen. Manche Wanderer tragen auch Trekkingsandalen für Wanderungen entlang der Strände und Korallenfelsen an der Küste.

Notwendige Kleidung

Winter

- ✓ Unterwäsche
- ✓ Baumwollhosen, dick und zugleich leicht, am besten mit geräumigen Seitentaschen
- ✓ Mitteldicke lange Unterhose
- ✓ Wasserdichte Regenhose
- ✓ Langärmeliges Baumwoll-T-Shirt
- ✓ Kurzärmeliges Baumwoll-T-Shirt
- ✓ Mitteldickes Unterziehshirt
- ✓ Mittelschwere Fleecejacke
- ✓ Daunenjacke, groß genug , um über die anderen Schichten zu passen
- ✓ Gore-Tex-Regenjacke
- ✓ Mehrere Paar leichte Socken
- ✓ Mehrere Paar mitteldicke Gore-Tex- oder Wollsocken
- ✓ Stiefel, geeignet für das jeweilige Gelände
- ✓ Gamaschen, um die unteren Hosen trocken zu halten und vor Dornen zu schützen
- ✓ Wollmütze
- ✓ Fäustlinge, verbunden mit einer langen Schnur, die durch die Ärmel passt
- ✓ Halstuch oder Schal
- ✓ Offene Sandalen zum Tragen im Camp

Sommer

- ✓ Unterwäsche
- ✓ Kurze Hose
- ✓ Lange Hose
- ✓ Wasserdichte Regenhose
- ✓ Langärmeliges, helles Baumwoll-T-Shirt (zum Schutz der Arme vor Sonne und Ungeziefer)
- ✓ Kurzärmeliges Baumwoll-T-Shirt
- ✓ Mittelschwere Fleecejacke oder Pullover
- ✓ Regenjacke
- ✓ Socken
- ✓ Leichte Socken
- ✓ Halstuch
- ✓ Breitkrempiger Hut oder Base-Cap
- ✓ Wasserfeste Sandalen
- ✓ Leichte Wanderschuhe
- ✓ Badezeug (außer du willst wirklich zurück zur Natur)

Das Wetter beobachten

Wer während der Regenzeit auf den Philippinen ist, rechnet damit, dass es jeden Tag um drei Uhr nachmittags regnen wird. Ansonsten sollte man ein paar natürliche Wettervorhersagetechniken erlernen. Schließlich sind Fernsehgeräte und Internet irgendwo im Nirgendwo selten.

Was Wolken verraten

Ein kurzer Blick auf die Wolken kann einige Informationen über das bevorstehende Wetter liefern. Drei Haupttypen solltest du kennen:

Kumulus Wattebausch-Wolken, in denen manche Menschen Tierformen erkennen. Sie deuten in der Regel auf gutes Wetter hin, aber wenn sie sich zu Haufen zusammenballen und plötzlich verdunkeln, solltest du Schutz suchen, um nicht nass zu werden.

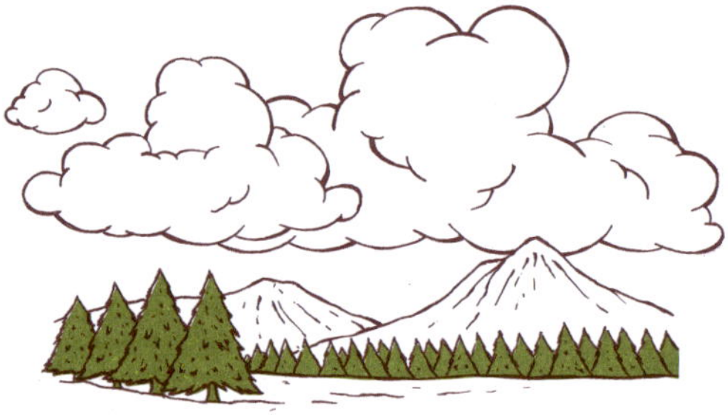

Stratus Geschichtete oder ausgebreitete, flache Wolken. Diese tief hängenden Wolken können Regen oder Schnee bringen.

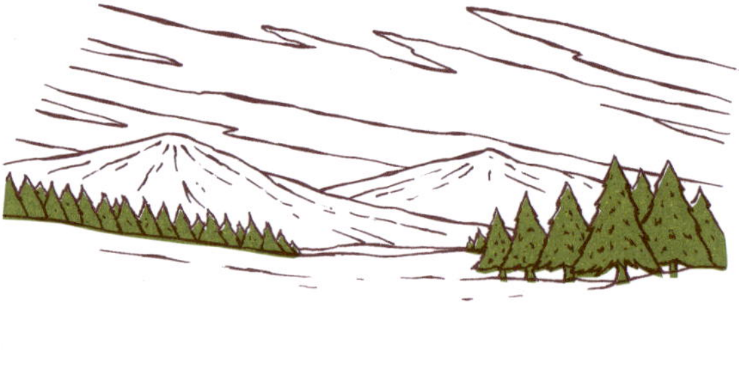

Cirrus Fiedrig, wie dünne Haarsträhnen. Sie ziehen normalerweise sehr hoch am Himmel und bringen meist schönes Wetter.

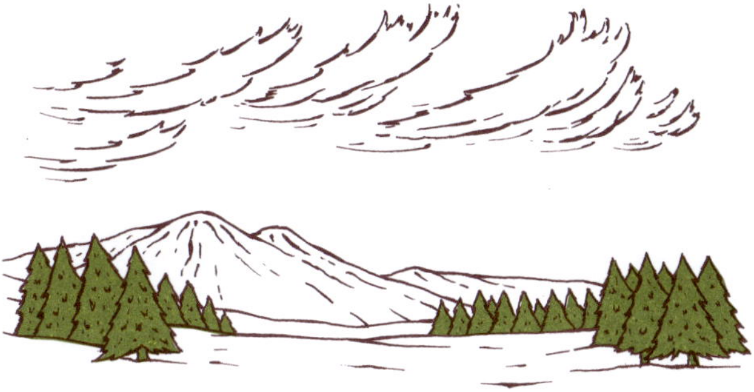

Andere Wetteranzeiger

Vegetation, Wind und Nachthimmel liefern Anhaltspunkte für die Wettervorhersage:

★ **Blüten** öffnen sich in der Regel vor dem Regen. Dadurch kann die Landschaft zu duften beginnen.

★ **Ein Wechsel der Windrichtung** kann einen Wetterumschwung ankündigen.

★ **Ein klarer Nachthimmel** kündigt meist eine kältere Nacht an, weil keine Wolken die Wärme zurückhalten.

Auch die Beobachtung von Tieren hilft, Wetterprognosen zu erstellen. Rinder, Hirsche und Spinnen haben alle ihre eigene Art, uns mitzuteilen, dass Regen naht. Rinder drängen sich zusammen und wenden sich von der Richtung ab, aus der der Regen kommen wird, während Rehe sich in Niederungen begeben. Spinnen hören auf, ihre Netze zu spinnen, wenn sie spüren, dass es regnen könnte. Genau hinschauen lohnt sich!

Karten lesen

Wer eine Straßenkarte lesen kann, kommt meist auch mit einer Karte zurecht, auf der keine Straßen verzeichnet sind, sondern nur das Gelände wiedergegeben ist. Du solltest die Legende verstehen und den Maßstab einigermaßen einschätzen können. Darüber hinaus es gibt noch ein paar allgemeine Hinweise für den Umgang mit einer Wanderkarte.

Gut, dass alle Karten auf der ganzen Welt nach den gleichen Standards funktionieren. Im Allgemeinen zeigen sie verschiedene Geländetypen (Wasser, Felsen, Vegetation, offene Flächen usw.). Höhenlinien sagen etwas über Höhe und Gefälle aus. Je dichter diese braunen Wellenlinien beieinander liegen, desto steiler ist das Gelände. Eine Wanderkarte ist unentbehrlich für alle, die nicht auf vorgegebenen Pfaden wandern wollen. Sie kann auch darüber entscheiden, ob man den Weg zurück nach Hause findet oder von einer tückischen Klippe abrutscht.

Farben auf Landkarten

Um Karten lesen zu können, muss man wissen, was die Standardfarben bedeuten:

- ★ Blau steht für Gewässer, von Teichen über Flüsse bis hin zu Ozeanen.
- ★ Schwarz steht für von Menschen geschaffene Objekte wie Straßen, Wege, Gebäude sowie für Klippen und Felsbrocken.
- ★ Weiß steht für lichte Wälder.
- ★ Grün steht für Wald, und Dunkelgrün für wirklich dichte und schwer passierbare Vegetation.
- ★ Gelb steht für offenes Gelände wie z. B. Felder.
- ★ Braun steht für Merkmale wie Erdwälle oder Unebenheiten.

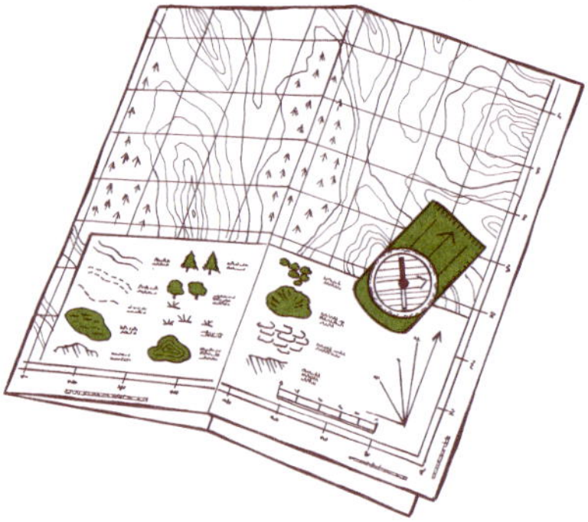

Schneiden und binden

Ein gut vorbereiteter »Outdoorer« sollte über alle Utensilien verfügen, die er zum Überleben in der freien Natur benötigt. Dann gilt es noch, einige grundlegende Fertigkeiten zu erlernen. Die wichtigste ist das Erlernen des Umgangs mit einem Messer und einem Stück Seil.

Abgesehen von einem robusten Paar Stiefel gibt es nichts Wichtigeres als ein gutes Messer: zum Schneiden von Lebensmitteln oder Seilen, zum Spalten von Anzündholz oder zum Filetieren von Fisch. Messer sind für so viele Dinge zu gebrauchen!

Für einen kurzen Campingtrip genügt ein gutes Taschenmesser. Es muss nicht unbedingt eines sein, das mehr Gadgets hat als ein James-Bond-Film, aber mehr als eine Klinge und ein Korkenzieher sollten es doch sein. Wir empfehlen ein Taschenmesser mit einer guten Klinge sowie Dosenöffner, Flaschenöffner, Schere, Ahle, Haken, Schraubendreher, Zahnstocher und Pinzette. Zahnstocher? Oh ja. Nichts lenkt so sehr vom Überleben in der freien Natur ab wie ein Stück Essen, das zwischen den Backenzähnen steckt. Ein Messer mit Vergrößerungsglas kann im Notfall helfen, ein Feuer zu entfachen. Messer mit ausklappbaren Löffeln und Gabeln sind dagegen Unsinn: sperrig und schwer zu reinigen.

Wenn du länger als ein Wochenende in der Wildnis bleiben willst, nimm das Taschenmesser mit, aber besorge dir außerdem ein Survivalmesser oder ein Jagdmesser mit einer guten, scharfen Klinge, die im ausgeklappten Zustand einrastet. Der Griff muss gut in der Hand liegen. Die Klinge sollte aus hochwertigem Stahl bestehen und etwa 10 Zentimeter lang sein. Längere Klingen sind eher unhandlich und nicht besonders nützlich. Ein solches Messer brauchst du, wenn du Wild zum Essen erlegst oder angeln gehst. Besorge dir ein stabiles Lederetui, das am Gürtel oder Hosenbund befestigt werden kann, damit das Messer immer griffbereit ist.

Umgang mit einem Messer

Im Umgang mit einem Messer gilt vor allem, sich nicht zu schneiden. Aber Achtung: Ein Schnitt mit einer stumpfen Klinge ist gefährlicher. Wenn die Klinge schön scharf ist, entsteht eine saubere Schnittwunde, die meist gut heilt. Eine stumpfe Klinge reißt die Haut eher ein, statt sie sauber zu durchtrennen. Das führt zu ungleichmäßigen Schnitten, die schwieriger zu behandeln sind. Außerdem dringt eine scharfe Klinge in Holz ein, während eine stumpfe Klinge häufiger abrutscht, was gefährlich sein kann.

Tipps für Anfänger

★ Vergewissere dich beim Öffnen eines Jagdmessers, dass die Klinge einrastet, bevor du es benutzt (Klick!). Wenn die Klinge aus irgendeinem Grund nicht einrastet, benutze das Messer nicht.

★ Die Klinge nach dem Gebrauch sofort wieder einklappen.

★ Immer vom Körper weg schneiden oder schnitzen.

★ Das Messer nie als Schraubendreher oder Hebel benutzen: Es kann abbrechen.

★ Die Klinge nach jedem Gebrauch abwischen. Schmutz auf der Klinge gelangt in das Messergehäuse und kann den Verriegelungsmechanismus behindern.

★ Wenn ein offenes Messer herunterfällt: Auf keinen Fall auffangen!

★ Nie mit einem offenen Messer gehen oder laufen.

★ Wenn du jemandem das Messer reichst: immer mit dem Griff voran.

★ Nie ein offenes Messer werfen.

★ Das Messer von Feuer fernhalten. Starke Hitze kann die Klinge schädigen.

★ Das Messer vom Erdboden, von Feuchtigkeit und Schmutz fernhalten.

★ Etwa alle vier Monate ein paar Tropfen Öl (oder ein anderes Schmiermittel) in den Verriegelungsmechanismus des Messers geben und die Klinge dünn mit Öl einreiben, um sie vor Rost zu schützen.

Scharfes Messer, sicheres Messer

Wie gesagt, ein stumpfes Messer ist gefährlicher als ein scharfes Messer. Tu dir selbst einen Gefallen und nimm dir etwas Zeit, um deine Klinge zu schärfen.

SCHRITT FÜR SCHRITT

1 Wenn du Öl verwendest, gib ein paar Tropfen auf den Schleifstein und verteile sie.

2 Wenn du Wasser verwendest, solltest du den Stein 1 oder 2 Stunden einweichen, bevor du anfängst.

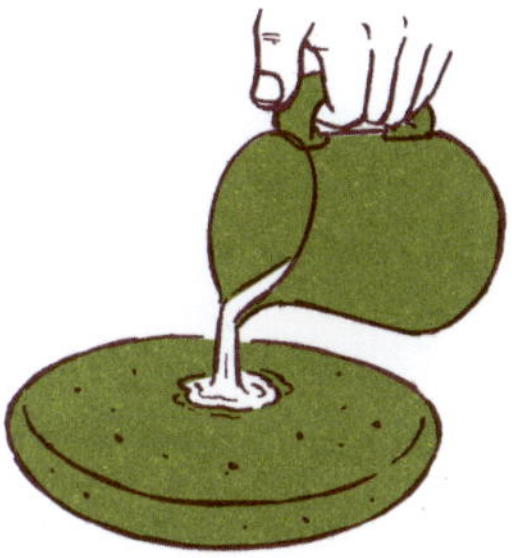

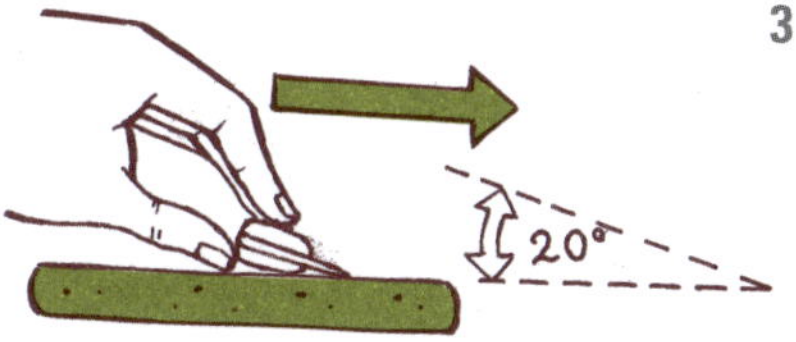

3 Sobald der Schleifstein vorbereitet ist, schiebst du dein Messer langsam in einem 20-Grad-Winkel über den Stein und achtest darauf, dass jeder Teil der Klinge den Stein berührt. Ziehe die Klinge nicht zu dir zurück, sondern schiebe die scharfe Kante nach vorn.

4 Ziehe eine Seite des Messers mindestens 30- oder 40-mal über den Stein. Wiederhole dann den gleichen Vorgang auf der anderen Seite.

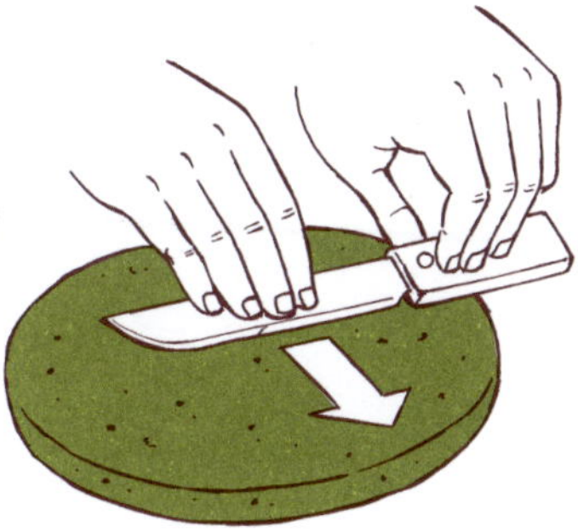

Umgang mit einer Axt

Die Anschaffung einer guten Axt wird sich noch lange nach dem Einzug in die Blockhütte auszahlen, vor allem wenn du im Winter mit Holz heizen willst. Auch in warmen Gebieten kann man eine Axt in der freien Natur gut gebrauchen. Wie alles, was man in die Wildnis mitnimmt, muss auch eine Axt robust genug sein, um auch bei hartem Einsatz lange zu halten. Nichts ist schlimmer, als ein wichtiges Werkzeug unbrauchbar zu machen, wenn man meilenweit von der Zivilisation entfernt ist.

Wenn du eine Axt benutzt, dann nicht in Flipflops oder Tennisschuhen. Zieh lieber Stiefel an – am besten mit Stahlkappen. Die Axt wird meist zum Spalten von Holzscheiten für Brennholz verwendet. Besorge dir ein dickes Stück Stammholz als Hackklotz (noch besser ist ein gerade abgesägter Baumstumpf). Hacke dein Holz in reichlich Abstand zum Wohnbereich, sonst kann es passieren, dass jemand um die Ecke kommt und die stumpfe Seite der Axt an den Kopf bekommt.

SCHRITT FÜR SCHRITT

1 Das Scheit, das gespalten werden soll, auf den Hackklotz legen.

2 Den Axtstiel mit der linken Hand in der Nähe des Stielendes halten und den Axtkopf auf das zu spaltende Scheit setzen. So weißt du, wie weit du vom Holz entfernt stehen musst.

3 Stell dich vor den zu spaltenden Stamm auf festen Untergrund, mit gespreizten Beinen und im rechten Winkel zum Hackklotz.

4 Halte die Axt so, dass deine rechte Hand um den Stiel direkt unter dem Axtkopf liegt und deine linke Hand um die Basis des Stiels (oder andersrum, wenn du Linkshänder bist).

5 Hebe die Axt an, indem du deine linke Hand nach vorn schwingst und die Axt mit der rechten Hand über deine rechte Schulter zurückziehst.

6 Lass die Axt mit einem natürlichen Schwung auf dein Ziel fallen, indem du mit der rechten Hand am Stiel entlang nach unten zur linken Hand gleitest.

Seile herstellen

Seilherstellung ist nicht jedermanns Sache. Wer zwei Tage frei hat, um zu wandern und in der Natur herumzustöbern, wird sich nicht mit dem Verzwirbeln von Rindenfasern beschäftigen. Was aber, wenn du dich auf einer Wanderung verirrst und aus zwei Tagen eine Woche wird? Dann kann die Herstellung von Tauwerk nützlich sein, und sei es nur als Zeitvertreib. Die Herstellung von Seilen kann nämlich süchtig machen, wenn man erst einmal angefangen hat.

TIPP: Die innere Rinde von Linde, Ulme, Maulbeerbaum und Kastanie ist ideal für die Herstellung von Seilen. Die faserige Innenrinde dieser Bäume ist weich genug, um geflochten zu werden, aber zäh genug, um ein sehr starkes Seil herzustellen. Die australischen Aborigines stellen seit Jahrhunderten Seile aus Baobab-Bäumen und dem Queensland-Flaschenbaum her. Gut geeignet sind auch die faserigen Blätter des Neuseeländer Flachs (Phormium tenax).

SCHRITT FÜR SCHRITT

Du brauchst nur dein Messer und die innere Rinde eines geeigneten Baums.

1 Wenn du die richtige Baumart gefunden hast, suche nach einem dünnen grünen Ast und schneide ihn mit deinem Messer an der Basis ab. Nimm so viele dieser grünen Äste wie möglich: Für ein gutes, starkes Seil braucht man eine Menge Rinde.

2 Von einem Zweig die äußere Rinde abschaben. Dafür den Messerrücken (nicht die Klinge) verwenden, damit die wertvolle Innenrinde nicht zerschnitten wird.

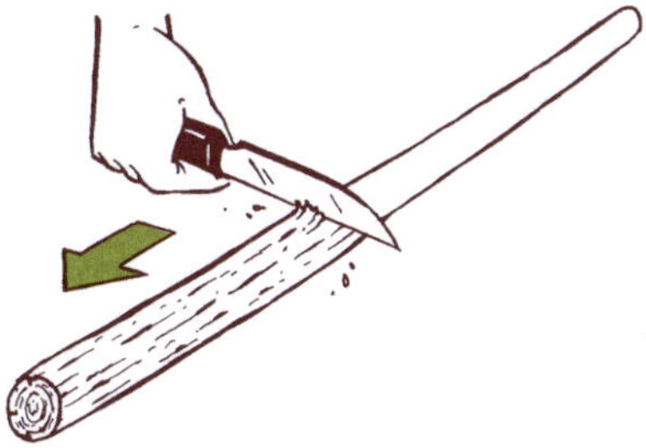

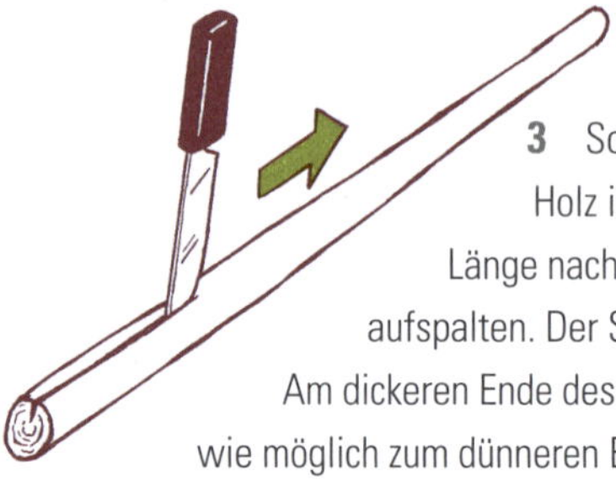

3 Sobald die äußere Rinde entfernt ist, das Holz in einer möglichst geraden Linie der Länge nach einschneiden. Dabei das Holz nicht ganz aufspalten. Der Schnitt soll etwa 1 Zentimeter tief sein. Am dickeren Ende des Zweigs beginnen und so weit wie möglich zum dünneren Ende vorarbeiten.

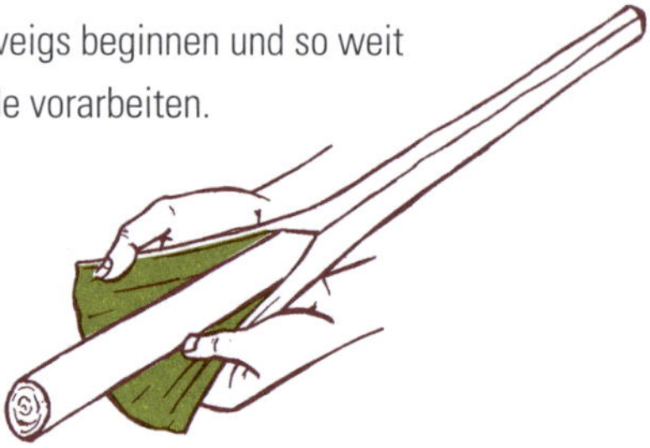

4 Die innere Rinde mit dem Daumen anheben, sodass sie sich leicht aufklappen lässt. Wenn dies über die gesamte Länge des Zweigs geschehen ist, die Rinde vollständig vom dicken Ende ablösen und festhalten. Dann den Zweig umdrehen und die Rinde abziehen.

5 Das dünne Stück Rinde mindestens über Nacht in einem Bach oder einem anderen Gewässer einweichen (manche Hölzer müssen allerdings in Wasser eingeweicht werden, um die Rinde zu lösen, bevor sie sich vom Ast ziehen lässt). Die Rinde sollte so weich und geschmeidig wie möglich sein.

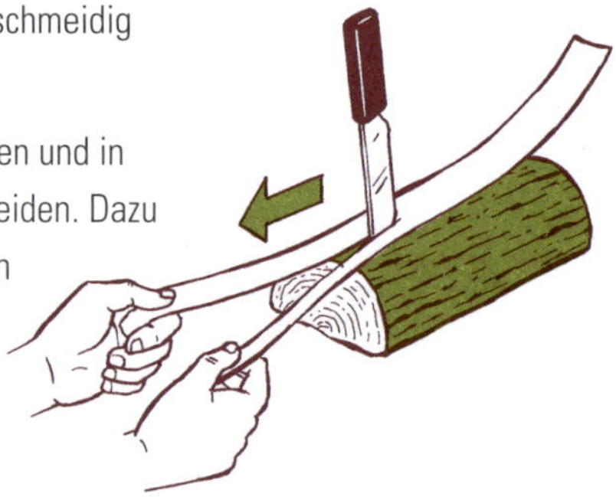

6 Die Rinde aus dem Wasser nehmen und in 1 Zentimeter breite Streifen schneiden. Dazu am besten die Messerspitze in ein dickeres Holzscheit stecken, die Klinge zeigt von dir weg. Dann die Rinde langsam über die Messerklinge zu dir ziehen.

7 Etwa zehn solcher Streifen schneiden. Die Streifen mit einer Hand festhalten und ins obere Ende einen Knoten binden. Von diesem hängen alle Streifen herab.

8 Die Stränge in zwei gleiche Gruppen teilen.

9 Eine Gruppe im Uhrzeigersinn fest zusammendrehen. Einen Knoten ins andere Ende binden, damit sie sich nicht lösen. Die andere Gruppe ebenso fest zusammendrehen. So entstehen zwei fest gezwirbelte Faserstränge (Kardeelen).

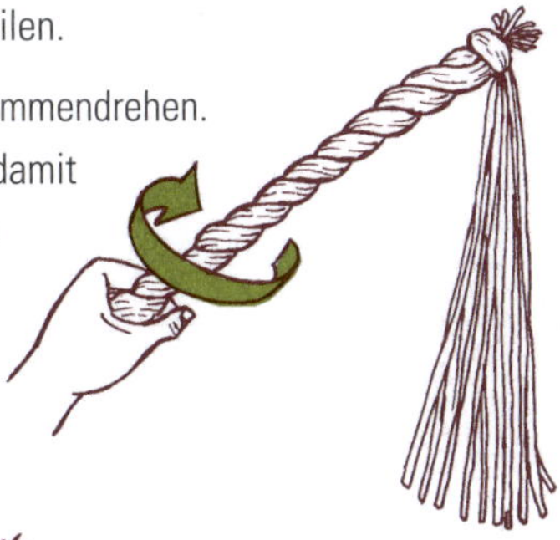

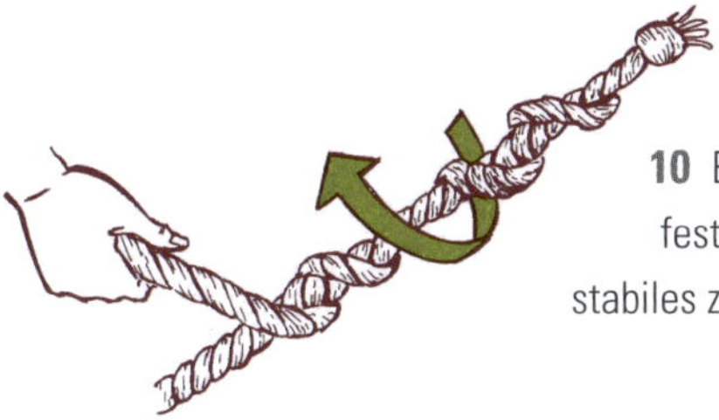

10 Ein Kardeel entgegen dem Uhrzeigersinn fest um das andere wickeln. So entsteht ein stabiles zweikardeeliges Seil.

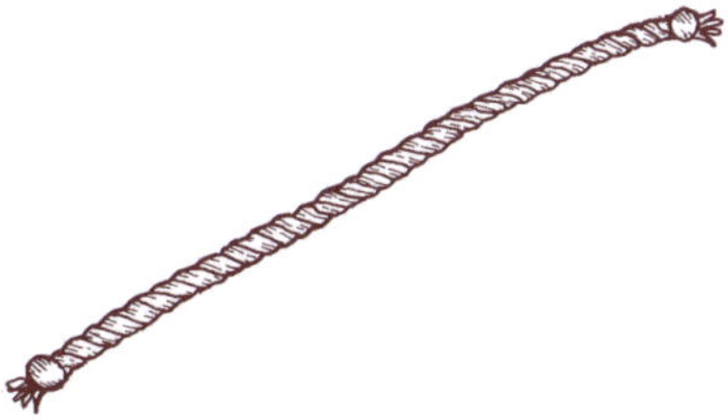

11 Du kannst weitere solcher Seile herstellen und zusammenknoten, um ein längeres Seil zu erhalten. Wenn das Seil dicker werden soll, umwickle das vorhandene Seil mit weiteren kleinen Stücken, aber immer in der entgegengesetzten Richtung der letzten Umwicklung. Dies wird »Schlagen« des Tauwerks genannt.

12 Alternativ kann das Seil auch geflochten werden. Dafür sind mindestens drei in sich gedrehte Kardeelen aus Rindensträngen nötig.

Die wichtigsten Knoten

Über Knoten macht man sich im normalen Alltag wenig Gedanken, es sei denn, man arbeitet in einer Kletterhalle. Wer sich jedoch ins Survivaltraining begibt, muss mindestens fünf verschiedene Arten von Knoten kennen. Wie willst du sonst dein Zelt bei starkem Wind sichern oder zehn Holzstücke für ein Floß zusammenbinden? Der Hausfrauenknoten reicht dafür nicht mehr aus. Aber zuerst einige Fachbegriffe.

Stehende Part: Das feste Ende des Seils.
Loses Ende: Das Ende, das um die stehende Part oder durch eine Schlaufe geführt wird, um einen Knoten zu binden.

Kreuzknoten

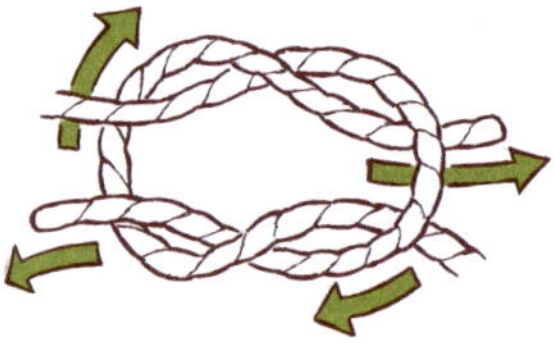

Der Kreuzknoten oder Reffknoten ist einfach und für viele Zwecke zu gebrauchen, beispielsweise zum Verbinden von zwei losen Enden. Außerdem lässt er sich leicht lösen: Einfach ein Ende zum Knoten schieben.

Zwei lose Enden über Kreuz legen und eins durch die Schlaufe ziehen, wie beim Zubinden der Schnürsenkel. Dasselbe nochmals wiederholen. Der Knoten ist korrekt, wenn man die beiden Enden zueinander schieben kann.

Palstek

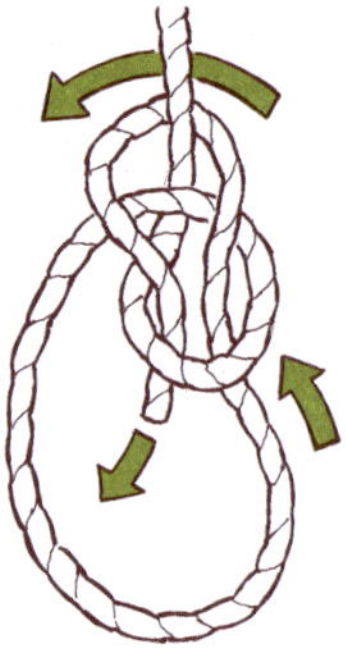

Bei den Seefahrern heißt er Palstek, bei den Bergsteigern Bulin. Richtig geknüpft bildet er eine stabile Schlinge, die sich nicht zuzieht und darum auch benutzt werden kann, um Menschen beim Klettern zu sichern oder nach einem Sturz zu bergen.

Eine Schlaufe in die stehende Part legen. Das lose Ende von unten nach oben durch die Schlaufe führen, um die stehende Part herum und wieder zurück durch die Schlaufe nach unten.

Webleinstek

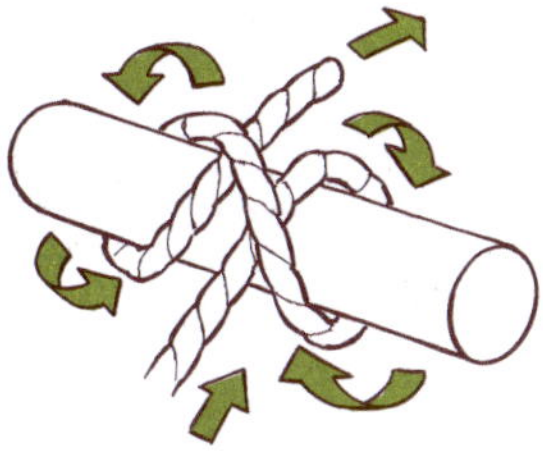

Der Webleinstek wird beispielsweise zum Festmachen von Booten an einer Stange benutzt. Weil sich das Seil selbst überkreuzt, bekneift es sich, sobald der Zug zunimmt. Unter Last wird der Knoten also fester.

Das Seil um die Stange legen. Das lose Ende so herumlegen, dass es sich selbst kreuzt. Dann das lose Ende unter sich selbst durchführen, sodass es in entgegengesetzter Richtung zur stehenden Part wieder herauskommt.

Zimmermannsstek

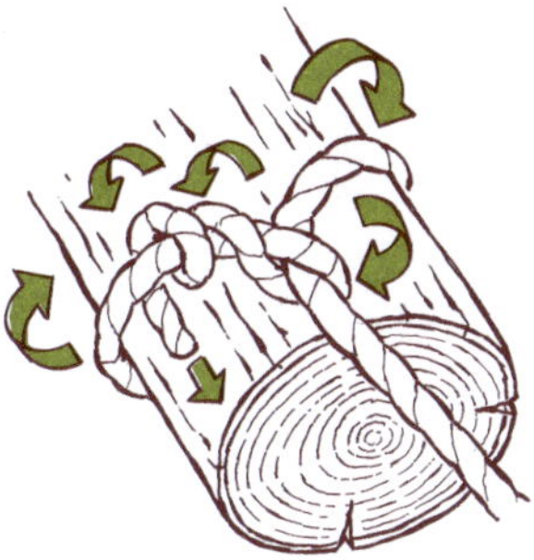

Wer eine Blockhütte baut, muss viele Baumstämme aus dem Wald zur Baustelle schleppen. Dafür wird dieser Knoten benötigt.

Das Seil um den Baumstamm legen und das lose Ende um die stehende Part führen. Das lose Ende auf demselben Weg wieder zurückführen, dabei zwei- oder dreimal um sich selbst schlingen. Wenn Zuglast auf die stehende Part kommt, zieht sich der Knoten zu.

Schotstek

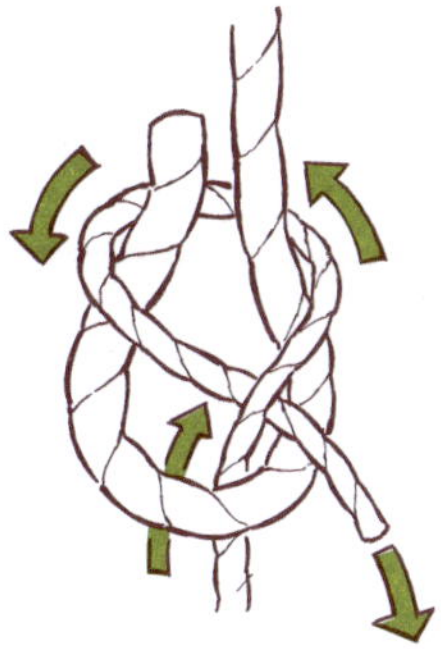

Manchmal muss ein dünnes Seil an ein dickes geknotet werden. Dafür verwendet man den Schotstek, der auf Segelschiffen zum Befestigen der Schoten (mit denen man die Segel trimmt) benutzt wird. Er könnte nützlich sein, wenn du auf einer einsamen Insel gestrandet bist und eine Flucht mit einem Floß und einem selbst gebauten Segel planst.

Mit dem dickeren Seil eine Schlaufe legen. Das dünnere Seil durch die Schlaufe führen und das lose Ende um die Schlaufe im dicken Seil legen. Dann das dünne Seil unter sich selbst durchführen, aber nicht durch die Schlaufe. Festziehen.

Verzurren und bauen

Für einen Wochenendausflug genügt es, ein gutes Messer dabei zu haben (und damit umgehen zu können) und einige Knoten zu kennen. Wer länger unterwegs sein will, braucht weitere Fähigkeiten.

Zurrtechniken

Je länger du in der Wildnis bist, desto mehr wirst du zu tun haben – auch, damit keine Langeweile aufkommt. Für einen stabilen, dauerhaften Unterschlupf beispielsweise musst du das Verzurren beherrschen. Ganz gleich, ob du einen Funkenschutz, ein Floß oder einen einfachen Schlitten baust – wenn du in der Lage bist, kleine Baumstämme mit deinem selbst hergestellten Seil zusammenzubinden, ist das immer ein Gewinn. Für viele der Bau- und Überlebensprojekte, die später in diesem Buch behandelt werden, sind diese Zurrtechniken wichtig.

Das Verzurren dient dazu, Holzteile zusammenzuhalten, wenn Nägel Mangelware sind. Mit dieser Konstruktionstechnik kannst du Unterstände, Flöße, Tische, Stühle, Tragen und andere Geräte herstellen. Es gibt zwei verschiedene Arten von Zurrtechniken, um Hölzer im rechten Winkel zueinander zusammenzubinden. Man nennt sie Viereckzurring und Kreuzzurring.

VIERECKZURRING

1 Zuerst an einem der Hölzer genau an der Stelle, wo der Querbalken hinkommen soll, einen Webleinstek knüpfen.

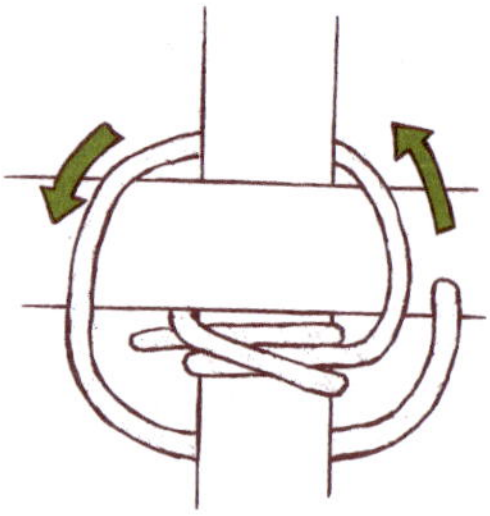

2 Wenn der Querbalken angelegt ist, das lose Ende des Seils über den Querbalken, unter das erste Holz, wieder über den Querbalken und wieder unter das erste Holz führen. Drei- oder viermal wiederholen.

3 Danach das lose Ende des Seils wieder über das erste Holz und unter den Querbalken führen.

4 Das Seil mit einem Webleinstek an dem Holz befestigen, an dem auch der erste Webleinstek geknüpft wurde – diesmal aber auf der anderen Seite des Querholzes.

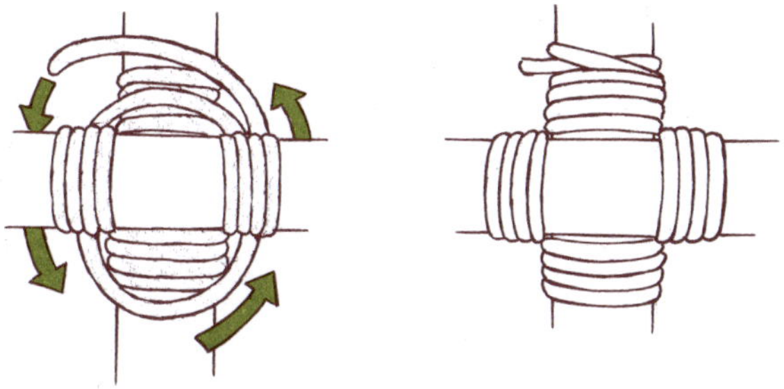

KREUZZURRING

1 An ein Holz einen Webleinstek knüpfen.

2 Das Seil dreimal schräg um beide Hölzer legen. Dabei müssen die einzelnen Wicklungen nebeneinander liegen, nicht übereinander.

3 Dann das Seil über die andere Diagonale um die Hölzer wickeln. Gut festziehen.

4 Das lose Ende um beide Hölzer schlingen, dabei über das eine und unter das andere führen.

5 Das Seil mit einem Webleinstek an dem Holz befestigen, an dem auch der erste Webleinstek geknüpft wurde – diesmal aber auf der anderen Seite des Querholzes.

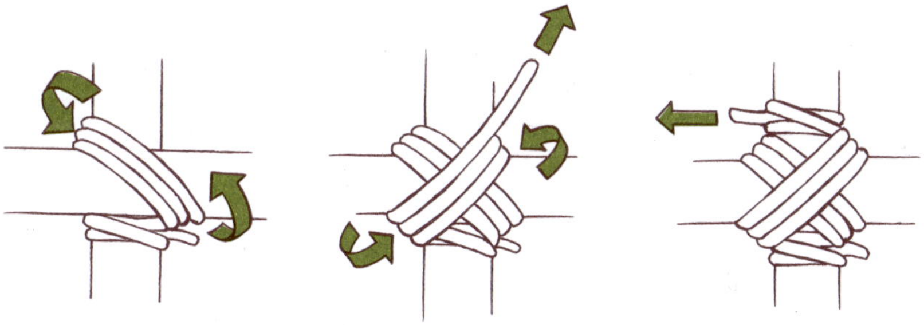

Nähen

Auch wer eine große Hütte plant, muss sich um die kleinen Dinge kümmern. Löcher in der Kleidung lassen Ungeziefer, Wind und Feuchtigkeit ebenso eindringen wie ein Riss im Zelt. Wer auf einer einsamen Insel ist und von dort aus mit dem Floß in See stechen will, sollte Nähzeug dabei haben, um ein Segel herzustellen.

Wenn du dich länger in der Wildnis aufhältst, solltest du einige zusätzliche Nadeln mitnehmen, z. B. eine große Segelnadel, eine Packnadel und eine gebogene Nadel. Außerdem solltest du einige stabile Stiche beherrschen.

Vorstich

Dies ist der einfachste Stich. Er ist geeignet, um Jeans oder andere Stoffe zu flicken, aber für nicht viel mehr. Du stichst mit der Nadel durch den Flicken und die Jeans, kommst ein paar Millimeter davor mit der Nadel nach oben und stichst einige Millimeter davor wieder nach unten. Die Naht sieht aus wie eine gestrichelte Linie.

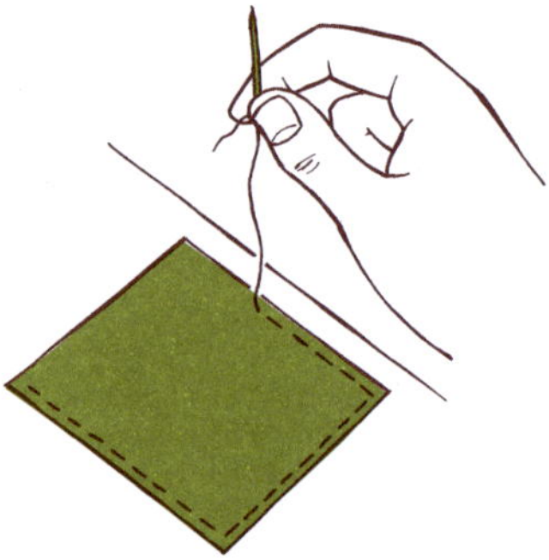

TIPP: Die Naht ist nur so stark wie der Faden. Angelschnur ergibt eine sehr stabile Naht, wenn dir das Aussehen nicht so wichtig ist. Du kannst deinen Faden auch doppelt nehmen.

Halber Kreuzstich

Der halbe Kreuzstich wird unter anderem zum Zusammennähen von zwei Kanten verwendet. Genäht wird auf und ab, wie beim Vorstich, aber diesmal wird abwechselnd seitlich versetzt eingestochen, sodass die einzelnen Stiche schräg stehen.

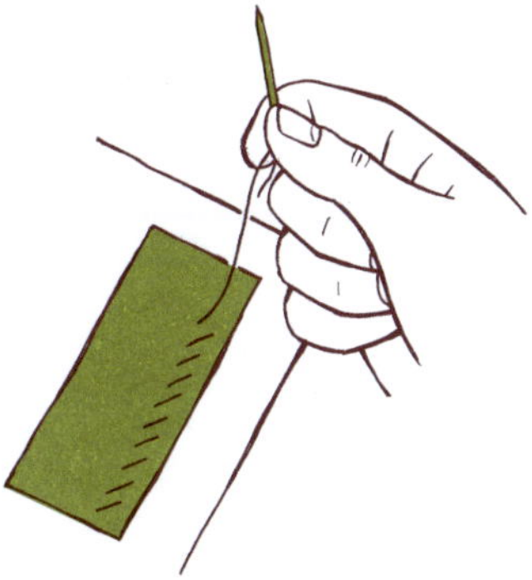

Kreuzstich

Der Kreuzstich ist ein stabiler Stich mit hoher Haltekraft. Er eignet sich für die meisten Materialien, beispielsweise auch für Leder und Segeltuch. Zuerst wird eine Hinreihe aus halben Kreuzstichen genäht, dann eine Rückreihe, bei der die halben Kreuzstiche die der ersten Reihe kreuzen.

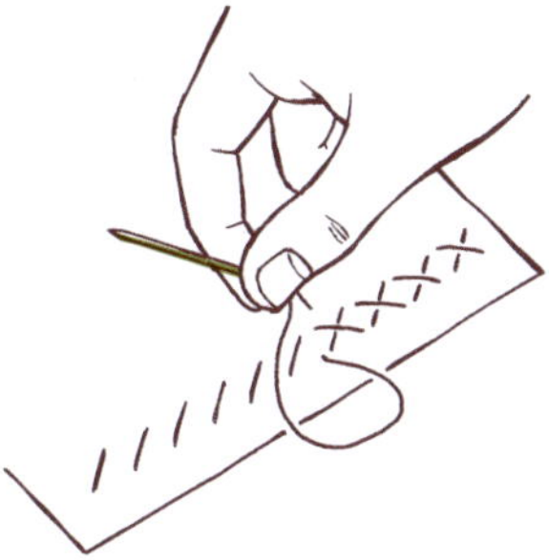

Langettenstich

Der stabilste und sicherste Stich ist der Langettenstich, denn im Grunde ist jeder Stich ein Knoten. So kann sich die Naht immer nur um einen Stich lösen. Genäht wird von links nach rechts. Die Nadel wird senkrecht von oben hinter den Stoff geführt und dann nach vorn gestochen. Dabei wird der Faden unter die Nadel gelegt.

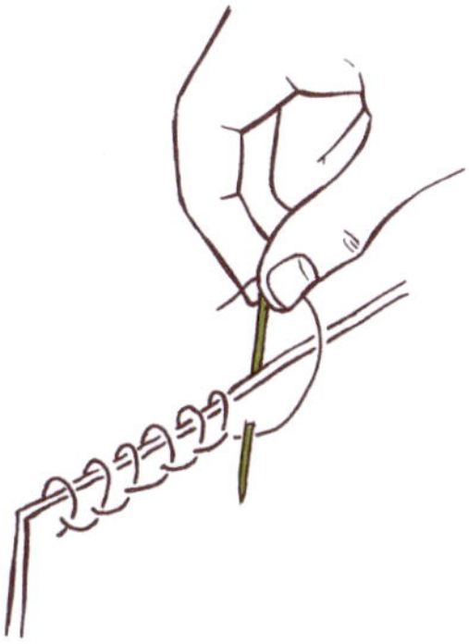

KAPITEL 2

Schutz

Wer schon einmal in der Wildnis gestrandet ist und nicht viel mehr als seinen Verstand zur Verfügung hatte, weiß, dass ein Unterschlupf einer der vier wichtigsten Faktoren zum Überleben ist (die anderen drei sind Erste Hilfe, Nahrung und Wasser). Wenn du keinen Unterschlupf, wie zum Beispiel ein Zelt, dabeihast, kannst du dir selbst einen bauen. Mit ein paar einfachen Werkzeugen, den Materialien, die du in der Umgebung findest, und etwas Ausdauer kannst du verschiedene Unterstände bauen, die Schutz vor Wind und Wetter bieten.

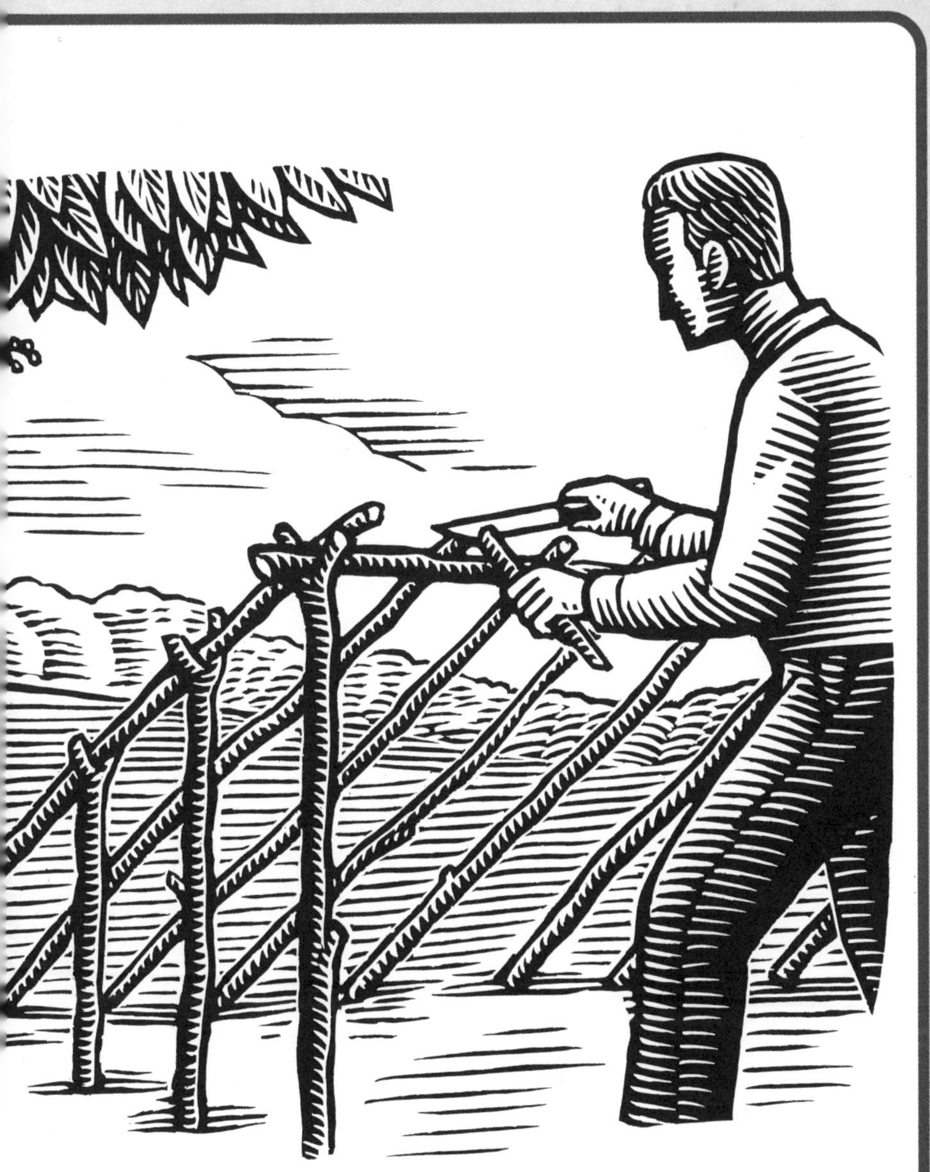

Ein Dach über dem Kopf

Bei einem Ausflug in die Wildnis gehört die Übernachtung in der freien Natur zu den aufregendsten Abenteuern. Eine Schutzhütte kann dann zum Zuhause fernab der Heimat werden.

Praktisch gesehen bieten Unterstände eine Zuflucht vor schlechtem Wetter – einen Ort, an dem man sich vor Regen, Graupel, Schnee und Wind schützen kann. In den kälteren Gegenden der Welt und im Winter ist es absolut notwendig, dem Wetter zu entkommen. Ohne einen Unterschlupf kann es durch Wind und Schnee schnell zu einer Unterkühlung kommen, wenn man nicht in Bewegung ist.

Der Unterstand ist das Herzstück deines Wildniscamps, um das sich alles andere dreht. Deine Schutzhütte ist dein Hauptquartier, von dem aus alle Abenteuer organisiert und begonnen werden. Wenn es hart auf hart kommt, kann allein schon das Wissen, dass man diese Basis hat, einem müden und entmutigten Menschen Zuversicht geben.

Welche Art von Unterschlupf du baust, hängt von der Jahreszeit ab, es sei denn, du hast ein gutes Drei- oder Vierjahreszeitenzelt, das den meisten Widrigkeiten der Natur standhalten kann. Im Frühling ist das Wetter sehr wechselhaft: Es kann kühl, eisig und nass sein. Wenn du kein Zelt mitnimmst, brauchst du auf jeden Fall ein wasserdichtes Dach. Der Sommer ist natürlich die beste Jahreszeit, um im Freien zu schlafen, vor allem, wenn etwas Wind weht, um die Hitze zu lindern. Im Sommer kann man auch einfach unter freiem Himmel unter den Sternen schlafen, wie ein echter »Outdoorer«. Es ist aufregend, und es gibt nichts Schöneres, als auf einem Bett aus Tannennadeln aufzuwachen, während die Sonne über den östlichen Horizont lugt. Dutzende von Mückenstichen im Gesicht und am Hals sind allerdings nicht erhebend, sorge also vor. Im Herbst und frühen Winter müssen Unterstände gut isoliert sein und über ein Lagerfeuer verfügen, das sich normalerweise direkt vor dem Eingang befindet.

Eine ganz andere Sache sind Unterkünfte für den tiefen Winter. Dies sind meist Eishöhlen oder Iglus, und sie sind nur eine Lösung für den Notfall.

Der Lagerplatz

Die meisten Wildnisfans werden provisorische Unterkünfte errichten oder benutzen, denn sie wollen ja nicht ewig bleiben. Eines der ersten Dinge, die nach der Ankunft am Zielort in der Wildnis zu tun sind, ist die Wahl des besten Platzes, um ein Zelt aufzustellen (oder einen Unterstand zu errichten). Kein Platz ist perfekt, aber es gibt einiges zu beachten.

★ Der Platz sollte flach und eben sein. Versuche möglichst, früher genutzte Lagerplätze ausfindig zu machen.

★ Der Standort sollte erhöht sein, damit sich der Regen nicht um den Unterstand herum sammelt.

★ Wähle keinen Standort, der näher als 75 Meter an einem Fluss oder Bach liegt. Plötzliche Regenfälle können Gewässer anschwellen lassen.

★ Nicht in der Nähe von Außentoiletten campen. Abgesehen von der offensichtlichen Geruchsbelästigung stören der Fußgängerverkehr und die Beleuchtung.

★ Nicht unter Bäumen mit vielen abgestorbenen Ästen kampieren.

★ Meide Orte, die an oder unter felsigen Hängen liegen, um nicht von Steinschlägen getroffen zu werden.

★ Wähle im Sommer einen Platz, der die meiste Zeit des Tages im Schatten liegt, besonders aber am Nachmittag, wenn die Sonne am heißesten ist.

★ Wähle im Winter einen sonnigen und höher gelegenen Standort (kalte Luft sammelt sich in den Vertiefungen des Bodens).

★ Wenn viele Mücken oder Kriebelmücken unterwegs sind, suche dir einen Platz in der Hauptwindrichtung. Stechmücken mögen keinen Wind.

Den besten Lagerplatz finden

Zuerst gilt es, den perfekten Lagerplatz zu finden. Ein Tipp: Sei immer rechtzeitig vor Einbruch der Dunkelheit an deinem Zielort. Es ist nicht nur schwierig, das Lager in völliger Dunkelheit aufzuschlagen, sondern es ist auch fast unmöglich, überhaupt einen guten Platz zu finden.

Wenn du deinen Platz gefunden hast und es noch hell genug ist, überlege dir, wo du dein Zelt (oder einen anderen Unterschlupf) aufstellen willst. Gut ist ein Platz unter Bäumen, denn sie spenden im Sommer den dringend benötigten Schatten und schützen das ganze Jahr über vor den Elementen. Wenn du deinen Kochplatz unter herabhängenden Ästen aufbaust, musst du dich bei stärkerem Regen allerdings vor Tropfen und herabfallendem Totholz in Acht nehmen. Ist kein natürlicher Schatten zu finden, kannst du ihn dir mit Ästen oder einer Plane, falls du eine zur Hand hast, selbst schaffen.

Baue die Feuerstelle in reichlichem Abstand zu tief hängenden Ästen auf. Beseitige danach Steine, Zweige und Tannenzapfen von der Stelle, an der du schlafen willst. Es ist nicht nötig, den Platz mit einem Bulldozer zu planieren. Fege einfach störende Teile mit den Händen und Füßen weg. Wenn du allerdings Baumstümpfe oder fest im Boden verankerte Steine vorfindest, wirst du wohl einen anderen Schlafplatz suchen müssen.

Die gängigste Form einer vorübergehenden Unterkunft ist natürlich ein Zelt. Aber wenn deins zum Beispiel durch Funken des Lagerfeuers von gestern Abend zu Asche geworden ist, musst du dir etwas einfallen lassen. Angelehnte Unterstände, Lehmhütten, Unterstände aus Totholz und Schneehöhlen sind brauchbare Alternativen für findige Menschen. Sie alle können mit etwas Geschick aus Materialien gebaut werden, die in der Natur zu finden sind.

Ein Lager errichten

1 Das Zelt aufbauen oder einen anderen Unterstand bauen.

2 Den Schlafsack im Zelt oder Unterstand ausrollen.

3 Alle toten Äste sammeln, die um den Standort zu finden sind, und neben der Feuerstelle stapeln. Wenn es keine Feuerstelle gibt, baue eine (siehe Kapitel 4).

4 Neben der Feuerstelle einen Campingstuhl (oder einen Holzstamm) aufstellen.

5 Das Feuer anzünden.

6 Wenn das Feuer brennt, hole dein Kochgeschirr und das Abendessen heraus. Alle Lebensmittel, die du nicht verbrauchen willst, solltest du aus deinem Rucksack und deinem Zelt holen und an einem sicheren Ort auf der anderen Seite des Lagerplatzes unterbringen. Am besten die Lebensmittel mit einem Seil und einem Beutel an einem niedrigen Ast aufhängen. So wird verhindert, dass wilde Tiere deine Sachen durchwühlen.

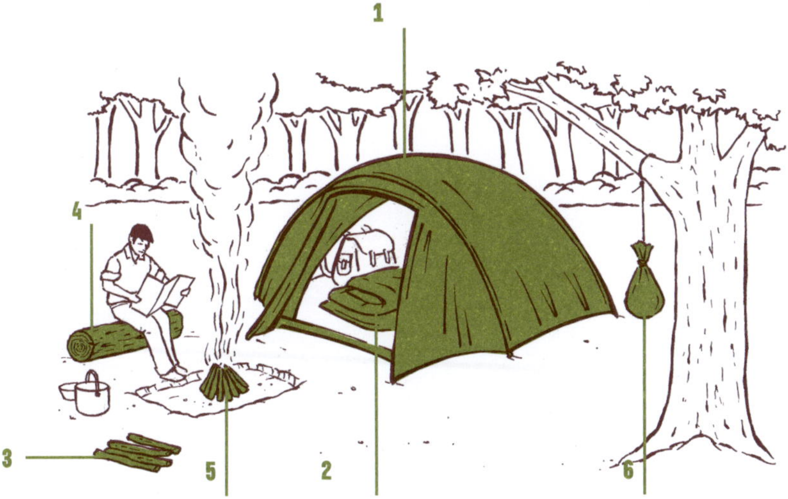

Zelte

Da Zelte die gängigste Form von Unterkünften sind, die man in die Wildnis mitnimmt, lohnt es sich, einige Informationen einzuholen. Im jedem Outdoor-Laden kann man eine gute Auswahl an Zelten anschauen, vom Ein-Personen-Biwaksack bis zum Drei-Kabinen-Familienzelt.

Die Wahl eines Zelts hängt davon ab, wie groß der Innenraum sein soll, wie viel Gewicht du tragen willst und wie viel Geld du ausgeben kannst. Schau dir im Outdoor-Geschäft aufgebaute Zelte genau an und krieche auch hinein. Das Zelt, das du kaufst, sollte vor allem groß genug sein. Wer mit einem Partner unterwegs ist, sollte nicht versuchen, mit einem Ein-Mann-Zelt Geld zu sparen – sonst findet keiner von beiden erholsamen Schlaf.

Die Wahl des Zelts hängt auch von der Outdoor-Erfahrung und den längerfristigen Plänen ab. Wenn du nur ein paar Sommerwochenenden in flachem Gelände verbringst, brauchst du kein teures Vier-Jahreszeiten-Bergsteiger-Zelt. Wenn du in den nächsten Jahren aber nicht nur im Sommer campen willst, solltest du ein Drei-Jahreszeiten-Zelt in Betracht ziehen, das bei heißem Wetter geöffnet und bei Regen und mäßig kaltem Wetter abgedeckt werden kann. Fürs Wintercamping empfiehlt sich ein Expeditionszelt aus schwereren Materialien und mit wasserdichtem, seitlich hochgezogenem Boden.

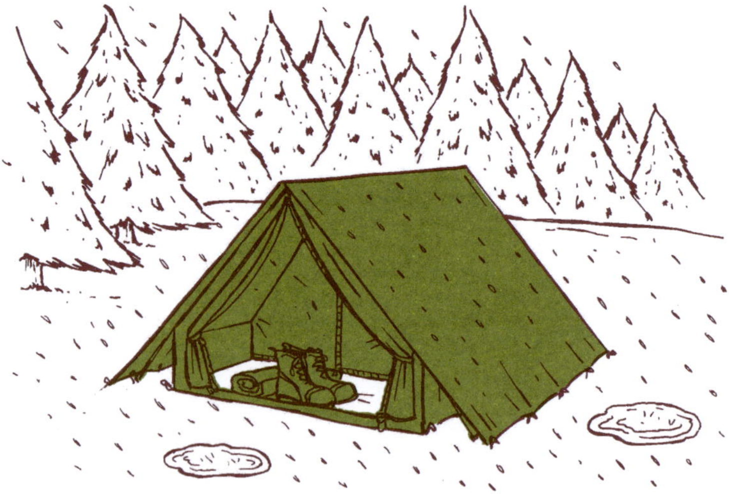

Ein qualitativ hochwertiges Zelt zeichnet sich im Allgemeinen durch dicke, robuste Zeltstangen, doppelt gesteppte Nähte (mangelhafte Nähte führen mit hoher Wahrscheinlichkeit zu Undichtigkeiten) und strapazierfähige Reißverschlüsse an den Türen aus. Empfehlenswert ist ein Zelt mit zwei Lagen. Sie isolieren besser, denn zwischen der feuchten äußeren Lage und der trockenen inneren befindet sich eine isolierende Luftschicht.

Ein gutes Regenverdeck ist ebenfalls ein Muss. Es sollte bis zum Boden reichen und sich variabel verspannen lassen. Drei- und Vier-Jahreszeiten-Zelte haben außerdem oft kleine Vorkammern direkt neben dem Eingang, die über eine eigene Tür mit Reißverschluss verfügen. Sie dienen als eine Art »Flur«, in dem du deine Stiefel und nasse Kleidung ausziehst, bevor du ins eigentliche Zelt gehst – ausgesprochen angenehm, wenn man längere Zeit bei Regen zelten muss.

TIPP: Halte dich an die Gesetze. Egal für welche Art von Unterschlupf du dich entscheidest, vergewissere dich, dass du die örtlichen Vorschriften beachtest. In den meisten Nationalparks ist es nicht erlaubt, Unterstände zu bauen. Manchmal werden aber einfache Unterstände zur Verfügung gestellt, für die man normalerweise im Voraus einen Platz reservieren muss. Auch Zeltplätze sind gelegentlich vorhanden. Wildes Campen im freien Gelände ist in den meisten europäischen Ländern nicht erlaubt, und selbstverständlich darf man nicht auf Privatgrundstücken kampieren – es sei denn, man bittet vorher den Eigentümer um Erlaubnis.

Selbst wenn du ein Stück Land kaufst, um dort eine Blockhütte zu bauen und weit draußen in der Wildnis zu leben, gibt es Bauvorschriften, Grundstücksgrenzen, Abwasservorschriften und eine Menge anderer Formalia zu beachten. In solchen Fällen solltest du dich zuerst an die Baubehörde bei der örtlichen Stadtverwaltung wenden, um später unangenehme Konsequenzen zu vermeiden.

Einen Unterstand bauen

Es gibt eine Reihe von Schutzhütten, die man aus Naturmaterialien bauen kann. Sie alle sind gut geeignet, wenn du zufällig kein Zelt hast oder einfach eine rustikalere Bauweise ausprobieren willst. Im Winter können Schneehöhlen oder Schneegräben im Notfall Schutz vor den Elementen bieten.

Angelehnter Unterstand

Dies ist eine »Wand« aus natürlichen Materialien, die an einen Baum oder Stein gelehnt wird. Du brauchst nur ein paar unterarmdicke Äste und beblätterte Zweige oder Ranken. Bau einfach ein großes Rechteck aus Ästen und fülle die Fläche mit zusammengezurrten Zweigen. Lehne die Konstruktion an einen Baum oder Felsen und bedecke die Außenseite mit Zweigen oder Ranken. Am besten ist es, die Zweige in die Unterkonstruktion einzuflechten.

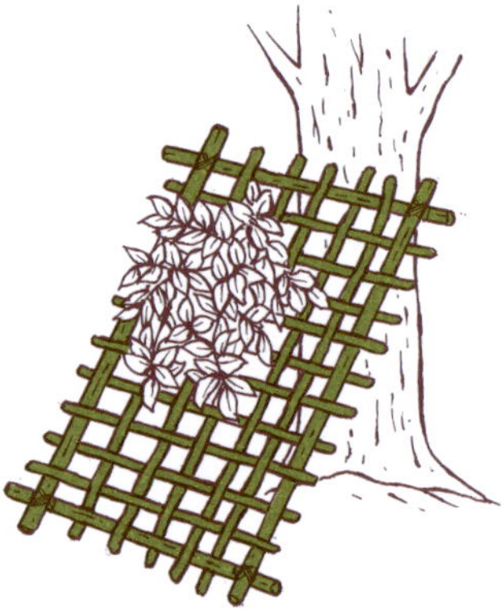

»Debris Shelter«

Dieses Modell ähnelt einem angelehnten Unterstand, ist aber stabiler und hält länger. Es ist eine Art Höhle aus Ästen, Schlamm, Blättern und Zweigen. Ein Dreibein aus Ästen stützt die Wände, dabei bildet ein längerer Ast den First. Wenn dieses Dreibein steht, werden weitere Äste an den Seiten angelehnt. Dann werden diese Wände mit Schlamm, Blättern, Zweigen und Buschwerk abgedichtet. Ein gut gebauter Debris Shelter bietet sicheren Schutz vor Wind und Regen.

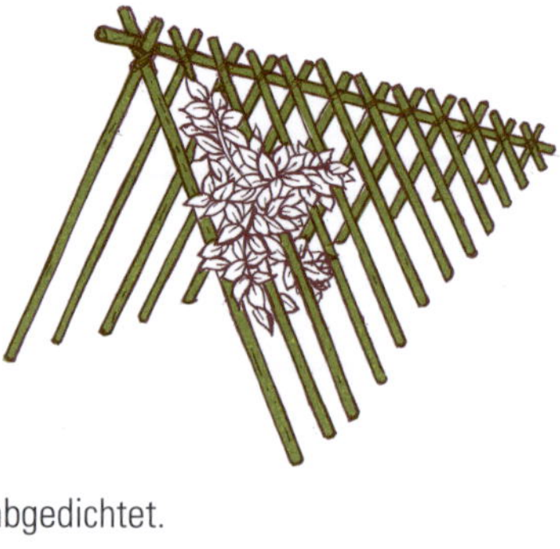

Schneegraben

Bei extremer Kälte ist es wichtig, sich vor den Elementen zu schützen, und Schnee ist ein gutes Baumaterial. Man denke nur an ein Iglu. Schnee mag sich kalt anfühlen, aber er isoliert und schützt auch vor eisigem Wind. Ein Schneegraben ist eine Mischung aus Graben und Iglu. Hebe einfach einen langen, 90 Zentimeter breiten Graben aus und nutze die ausgehobenen Schneeblöcke, um Wände und ein flaches Dach über dem Graben zu bauen. So entsteht eine schützende Höhle, in der du liegen kannst.

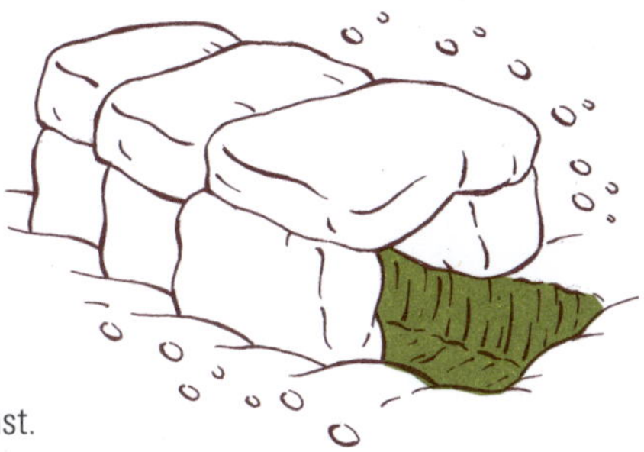

Schneehöhle am Baum

Wenn dicker Schnee liegt, kann man auch an einem Baum einen Unterstand bauen. Dafür wird der Schnee rund um den Baumstamm ausgehoben, sodass eine Grube entsteht. Dann wird über der Grube ein Dach aus Zweigen errichtet, die wie ein Tipi an den Baumstamm gelehnt werden. Eine Person kann sich in dieser Höhle dicht an den Baumstamm kauern, um sich vor der Witterung zu schützen.

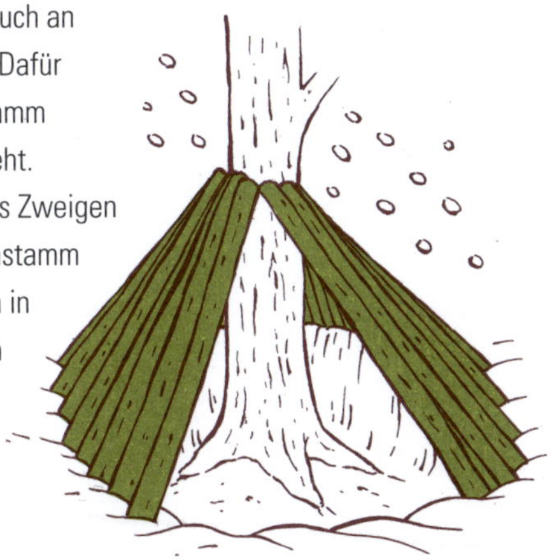

TIPP: Der Bau eines Schneegrabens hat nur Sinn, wenn die Temperatur unter dem Gefrierpunkt liegt. Ist sie höher, fangen Wände und Dach zu schmelzen an.

Eine Blockhütte bauen

Wenn du viel Zeit im Freien verbringen willst, kann das Leben in provisorischen Behausungen auf lange Sicht anstrengend werden. Schneehöhlen zum Beispiel werden nach dem Frühlingsanfang nicht mehr viel Freude bereiten. Der Bau einer Blockhütte hingegen bietet eine Möglichkeit, feste Wurzeln zu schlagen und sich ein dauerhaftes Refugium in der Wildnis zu schaffen.

Natürlich ist der Hausbau – wie primitiv er auch sein mag – nicht jedermanns Sache, und ein Buch wie dieses kann nur allgemeine Ratschläge geben. Jeder, der ernsthaft ein Blockhaus bauen möchte, sollte einen professionellen Handwerker zurate ziehen und eventuell erprobte Baupläne kaufen. Wichtig ist auch, die örtlichen Bauvorschriften zu kennen. Die wichtigsten Werkzeuge führen wir weiter unten auf. Wer aber noch nie mit einer Kettensäge gearbeitet hat, sollte vorher einen Kurs besuchen.

Die Wahl des Standorts

Neben soliden Bautechniken ist die Wahl des Standorts von entscheidender Bedeutung. Der Standort hat Auswirkungen auf Heizung und Kühlung im Inneren, die Zugänglichkeit und die Aussicht. Er bestimmt auch, wie trocken es bei Regen bleibt. Auf keinen Fall solltest du in Überschwemmungsgebieten bauen. Generell sollte ein Grundstück eine gute Drainage haben (d. h. das Wasser sollte ohne dein Zutun abfließen), damit das Fundament nicht im Wasser steht. Wasser ist der größte Feind eines Holzgebäudes. Bei der Planung und beim Bau geht es also vor allem darum, Wege zu finden, um das Wasser vom Gebäude fernzuhalten.

Die Wahl des Standorts hängt zum großen Teil vom Klima ab. In kälteren Klimazonen sollte die längste Seite der Hütte nach Süden (bzw. auf der südlichen Halbkugel nach Norden) ausgerichtet sein, also direkt der Sonne zugewandt. Im Winter heizt die Sonne die Wände auf und scheint durch die Fenster und sorgt damit für kostenlose Wärme. In wärmeren Klimazonen hingegen sollte man die Sonnenseite des Hauses möglichst wenig nutzen. Große Dachüberstände auf dieser Seite sind in jedem

Klima sinnvoll, denn sie spenden Schatten vor der Sommersonne und lassen trotzdem die tiefer stehende Wintersonne herein.

Ein weiterer Punkt ist das Gelände. Wähle keinen Standort, der so abgelegen und schwer zu erreichen ist, dass du dein Material per Hubschrauber herbeischaffen musst. Das wird teuer. Baue auch nicht in tief gelegenen Gebieten: Kalte Luft sammelt sich in Senken, darum bezeichnet man sie auch als Frostfallen. Auch Wasser sammelt sich in niedrig gelegenen Gebieten. Ein Gelände mit leichtem Gefälle hat den Vorteil, dass Regenwasser von allein abfließt. Bei starkem Gefälle kann man in den Hang hinein bauen. Solche Bauten sind durch die Erde gut isoliert, also im Winter warm und im Sommer kühl. Außerdem sind sie gut vor Wind geschützt. Um in den Hang zu bauen, muss aber das Erdreich mit schwerem Gerät ausgehoben werden. Darum ist in den meisten Fällen ein ebener Standort die beste Wahl. In jedem Fall müssen die Fundamente ans Gelände angepasst werden.

Wichtig ist außerdem, dass der Standort in der Nähe der Bäume liegt, die für den Bau gefällt werden sollen. Es hat keinen Sinn, sich die Arbeit unnötig zu erschweren.

TIPP: Blockhütten kann man übrigens auch als Bausatz kaufen. In diesem Fall wird das gesamte Material – bereits auf die richtige Länge geschnitten – direkt an die Baustelle geliefert.

Planung

Überlege dir die Abmessungen der Blockhütte am besten, bevor du den Standort wählst. So kannst du einen Standort suchen, der zu deinen Größenvorstellungen passt, statt die Größe deiner Behausung an den Standort anpassen zu müssen. Das gilt vor allem für größere Gebäude mit komplexem Grundriss. Für unser Beispiel, eine 4,2 × 4,2 Meter große Einraum-Blockhütte mit 2,4 Meter hohen Wänden und einem schrägen Pultdach, sollte ein passender Platz allerdings relativ leicht zu finden sein.

Planung Schritt für Schritt

1 Zuerst den groben Grundriss der Hütte zeichnen, einschließlich der Außenwände und der Tür- und Fensteröffnungen.

2 Alle Maße für die Wandlängen sowie die Tür- und Fensteröffnungen eintragen. Fenster können unterschiedlich groß sein. Lege also genau fest, welche Fenster du verwenden willst, und ermittle die Breite und Höhe der einzelnen Fenster, bevor du deine Pläne zeichnest. Türen sind in der Regel 2 Meter hoch. Die Breite kann 75, 80 und 90 Zentimeter betragen. Auch hier gilt: Zuerst die Abmessungen wählen, dann einzeichnen.

3 Die Maße von der Ecke der Hütte bis zu den Fenster- oder Türöffnungen bestimmen und in die Zeichnung eintragen. Dasselbe gilt für die Abstände zwischen den Fenstern und zwischen Fenstern und Türen.

4 Die Hütte in der Seitenansicht zeichnen und dabei auch die Dachneigung berücksichtigen. Ein Pultdach fällt von vorn nach hinten ab. Um das zu erreichen, muss die vordere Wand der Hütte höher sein als die hintere. Normalerweise genügt es, die vordere Wand um etwa 30 Zentimeter zu erhöhen. Dadurch ergibt sich eine relativ geringe Dachneigung, die aber ausreicht, um Regen gut abfließen zu lassen. Wenn du in einer Gegend baust, in der mit starkem Schneefall zu rechnen ist, sollte deine Vorderwand etwa 60 Zentimeter höher als die Rückwand sein, um eine steilere Dachneigung zu erhalten, die Schnee gut abrutschen lässt.

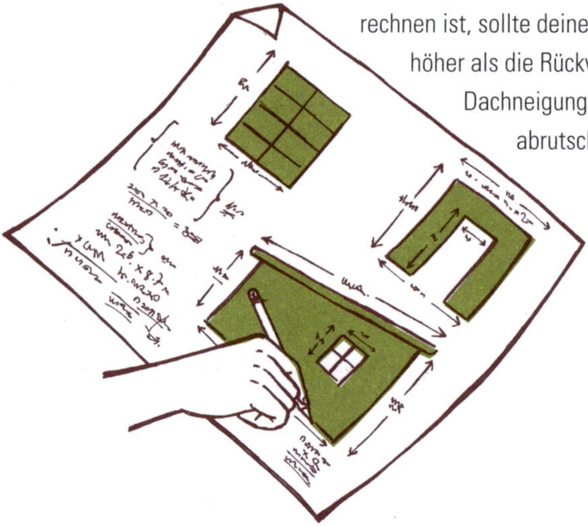

Werkzeug

Selbstverständlich braucht man für den Bau einer Blockhütte eine Menge Holzbearbeitungswerkzeuge, die es zum Glück in großer Auswahl im Baumarkt gibt. Kappsäge, Stichsäge, Bohrmaschine und auch viele Tischgeräte können eingesetzt werden, sinnvoll ist auch eine gute Kettensäge. Allerdings benötigen die meisten dieser Geräte einen Stromanschluss, der in der Wildnis nicht unbedingt vorhanden ist. Sicherlich ist eine Kettensäge mit Verbrennungsmotor die beste Wahl für den Blockhausbau in der Wildnis, allerdings musst du daran denken, genug Benzin und Sägekettenöl mitzunehmen. Hier folgt eine Liste der wichtigsten Werkzeuge:

Die wichtigsten Werkzeuge

- ✓ Axt
- ✓ Schleifstein
- ✓ Hammer
- ✓ Nägel (verschiedene Größen)
- ✓ Handsägen
- ✓ Bohrer
- ✓ Maßband
- ✓ Zimmermannswinkel
- ✓ Schaufel
- ✓ Wasserwaage
- ✓ Lotschnur
- ✓ Großes Stecheisen und Klüpfel
- ✓ Große Ziehklinge zum Entrinden von Ästen und Stämmen
- ✓ Gehörschutz und Schutzbrille

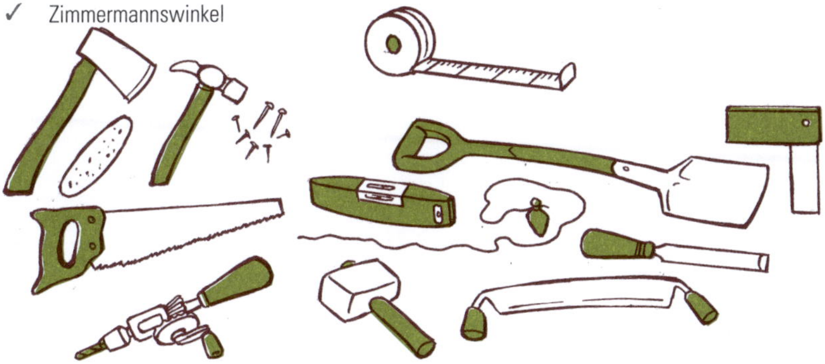

Das Bauholz

Für deine Blockhütte musst du einige Bäume fällen, die einen Durchmesser von 20 bis 30 Zentimeter und eine Höhe von etwa 9 Meter haben. Das Fällen von Bäumen dieser Größe ist eine schwere und gefährliche Arbeit und nichts für Anfänger. Lass dir, wenn möglich, von einem erfahrenen Holzfäller helfen und spare keinesfalls an der Schutzausrüstung (Schnittschutzhose, Gehör- und Augenschutz und Stahlkappenstiefel).

Kiefer ist eine der besten Baumarten zum Bauen, während Laubhölzer wie Pappel oder Weide nicht zu empfehlen sind. Frisches Holz enthält Feuchtigkeit, die dazu führt, dass es sich in feuchten Jahreszeiten ausdehnt und in trockenen Zeiten schrumpft. Darum ist es wichtig, das Holz vor der Verarbeitung mindestens sechs Monate lang zu lagern. Dadurch trocknet das Holz ausreichend aus, sodass es beim Bau nicht zu Problemen durch Aufquellen oder Schrumpfen kommt. Wähle einen Baum aus, der gerade gewachsen ist. Er sollte nicht in einem dichten Waldstück stehen. Der Baum muss genügend Platz haben, um nach dem Fällen bis zum Boden zu fallen und darf sich keinesfalls in den Kronen benachbarter Bäume oder in Ranken verfangen.

Einen Baum fällen

Beim Baumfällen ist es nicht damit getan, den Stamm von einer Seite einzusägen, bis er umkippt. Es sind bestimmte Arbeitsschritte zu beachten, damit du dich nicht verletzt und dein Baum nicht auf das Wohnmobil des Nachbarn fällt.

SCHRITT FÜR SCHRITT

Zum Fällen eines Baums brauchst du eine Kettensäge (oder eine Axt) und eventuell eine Handsäge.

1 Schau dir den Baum genau an, um festzustellen, ob er sich in die eine oder andere Richtung neigt. Der Baum wird in die Richtung fallen wollen, in die er sich bereits neigt.

2 Wenn der Baum keine offensichtliche Neigung aufweist, wähle die Richtung, in die der Baum fallen soll.

3 Jetzt wird in der Fallrichtung eine Kerbe in den Stamm geschnitten. Sie sollte etwa 30 Zentimeter über dem Erdboden liegen. Die Größe der Kerbe hängt vom Durchmesser des Baumes ab, aber im Allgemeinen sollte sie einen Winkel von 15 bis 20 Grad haben, an der Vorderseite 15 Zentimeter hoch und am Boden etwa 7,5 Zentimeter tief sein. Stelle dich seitlich neben den Baum und führe zuerst den schrägen Schnitt nach unten aus. Danach einen horizontalen Schnitt sägen, der in den schrägen Schnitt mündet. Den gerade herausgeschnittenen Holzkeil herausnehmen.

4 Nun gehst du zur Rückseite des Baumes und legst im Geiste deine Fluchtwege fest. Wenn der Baum zu fallen beginnt, solltest du sie nutzen, um schnell und sicher in einem 45-Grad-Winkel vom Baum weg zu einem mindestens 3 Meter entfernten Platz zu gelangen. Die meisten Unfälle bei der Fällung passieren, wenn ein umstürzender Baum zurückschlägt oder seitlich vom Stumpf abrutscht.

5 Wenn der Fluchtweg geplant ist, kann die Fällung vorgenommen werden. Dafür den Stamm von der Rückseite des Baums bis zur Kerbe durchsägen. Wichtig ist, dass dieser Sägeschnitt auf Höhe des waagerechten Schnitts der Kerbe endet, und nicht irgendwo im schrägen Schnitt. Jetzt sollte der Baum zu kippen beginnen.

6 Wenn sich der Baum in Fallrichtung zu neigen beginnt, entferne dich zügig auf dem vorher festgelegten Fluchtweg.

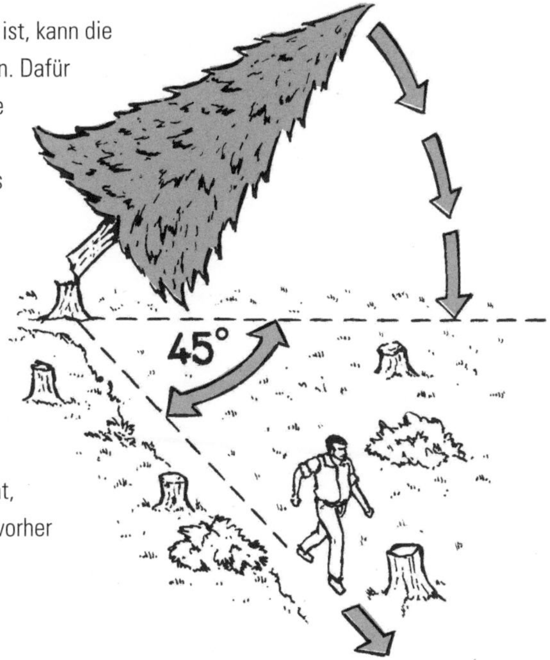

Holztransport zur Baustelle

Wenn der Baum gefällt ist, muss er zur Baustelle gebracht werden. Jetzt zahlt es sich aus, wenn sie in der Nähe des Fällgrundes liegt.

Bevor du den Stamm transportierst, musst du ihn zunächst entasten und kappen. Das bedeutet, dass alle Äste sowie die Baumkrone abgeschnitten werden, denn sie sind normalerweise dünner als der nutzbare Stamm.

Da wir eine 4,2×4,2 Meter große Hütte bauen werden, kann es nicht schaden, den Stamm jetzt in 4,2 Meter lange Stücke zu sägen. Wenn du das alles am Ort der Fällung erledigst, gibt es weniger Unordnung auf dem Bauplatz, und der Transport ist viel einfacher.

Früher wurden frisch gefällte Baumstämme mit einem Pferd oder einem Traktor und einem starken Seil aus dem Wald gezogen. Die Stämme wurden dann auf Lastwagen verladen oder auf Flüssen transportiert. Dazu wurden sie oft zu großen Flößen zusammengebunden und dann flussabwärts geschickt. Auf diese Weise wurde vermieden, dass einzelne Stämme auf dem Wasser schwammen. Für die Flößerei war es üblich, dass mehrere Holzfällerbetriebe ihre Stämme gemeinsam auf die Reise schickten. Sie kennzeichneten die Stämme vorher mit einem Brandzeichen, um die Besitzverhältnisse zu dokumentieren.

Wer kein Pferd oder einen Traktor hat, muss sich auf harte Arbeit einstellen: Binde einfach ein Seil um ein Ende eines Stammes und lege dich selbst ins Geschirr. Es empfiehlt sich, ein gefaltetes Handtuch oder eine andere Form der Polsterung über die Schulter legen, damit das Seil nicht einschneidet.

TIPP: Jetzt ist es an der Zeit, mit dem Bau zu beginnen – und ein paar Freunde für das Projekt zu begeistern. Wenn vier Personen anpacken, kann die Hütte innerhalb eines Monats bezugsfertig sein.

Der Ablauf des Baus
Phase eins: Das Fundament

Du brauchst:

- ✓ Holzpflöcke und Bretterreste für Schlagbretter
- ✓ Schnur
- ✓ Schlauchwasserwaage
- ✓ Maßband
- ✓ Schaufel
- ✓ Viele Feldsteine mittlerer Größe
- ✓ 18 große, flache Steine

1 Die Wände mit einem Maßband ausmessen. An allen Seiten etwa 30 Zentimeter Platz lassen, sodass ein etwas kleineres Quadrat innerhalb der Fläche der geplanten Hütte entsteht. Steine an die vier Ecken legen.

2 Schlagbretter (waagerechte Bretter, die an die Pflöcke genagelt werden) 60 Zentimeter von jeder Ecke entfernt und in der Mitte zwischen den Ecken auf allen vier Seiten aufstellen.

3 Schnüre zwischen den Brettern spannen, um ein Raster aus Schnüren zu erhalten. An den Stellen, an der sich die Schnüre kreuzen, werden die Fundamente gegründet. Es sind insgesamt neun Kreuzungen.

4 Alle Maße nochmals kontrollieren und eventuell die Schnüre neu spannen.

5 An jeder Kreuzung ein 60 Zentimeter tiefes Loch graben.

6 Die Löcher mit mittelgroßen Feldsteinen füllen, dabei Erdreich untermischen.

7 Das Schnurgerüst waagerecht ausrichten. Die Schnüre müssen sich an den Kreuzungspunkten berühren. Dadurch wird sichergestellt, dass der Boden der Hütte nicht schief ist.

8 An jedem Kreuzungspunkt zwei flache Steine aufeinander legen. Sie sollen die Schnüre gerade berühren. Falls nötig, Feldsteine und Erde entfernen, um auf die richtige Höhe zu kommen.

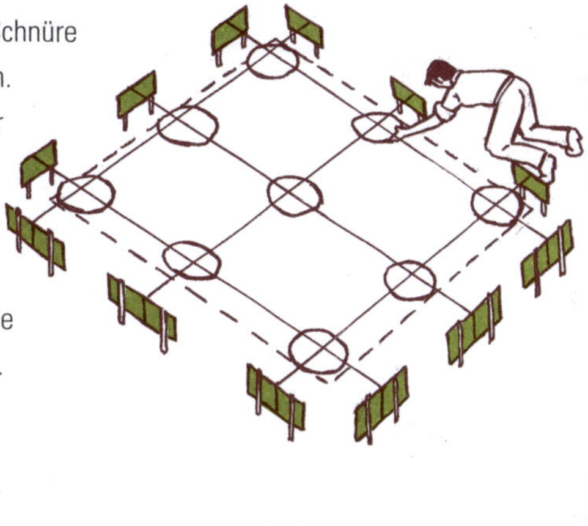

Phase zwei: Der Fußboden

Du brauchst:

- ✓ 3 dicke Baumstämme, 4,2 m lang
- ✓ 8 sehr gerade Stämme mittlerer Stärke, 3,6 m lang
- ✓ 5 Platten Sperrholz, je 1,2 x 2,4 m
- ✓ Axt
- ✓ Handsäge

1 Zuerst die 4,2 Meter langen Stämme parallel zur Vorderseite der Hütte auf die Fundamente legen. Jeder Stamm überspannt drei Fundamentgründungen. Dies ist die tragende Basis des Bodens. Da die Fundamentgründungen einen Abstand von 3,6 Meter zwischen den Ecken haben, müssen die 4,2 Meter langen Stämme an beiden Enden jeweils 30 Zentimeter überstehen.

2 Jetzt die mitteldicken Stämme rechtwinklig zu den dicken in Abständen von 45 Zentimeter auflegen. Sie bilden die Balkenlage des Bodens. Mit dem Verlegen der Bodenbalken mit 30 Zentimeter Abstand zu den Enden der dicken, 4,2 Meter langen Stämme beginnen. Dadurch bekommt der Fußboden eine Innenfläche von 3,6 × 3,6 Meter.

3 Damit die Balken nicht von den tragenden Stämmen rollen, werden die Enden und die Mitte der Balken so eingekerbt, dass sie fest auf den Stämmen sitzen.

4 Wenn die Bodenbalken verlegt sind, können die Sperrholzplatten aufgenagelt werden. Vier Platten können im Ganzen verarbeitet werden (1,2 × 2,4 Meter), die letzte wird auf 1,2 × 1,2 Meter halbiert.

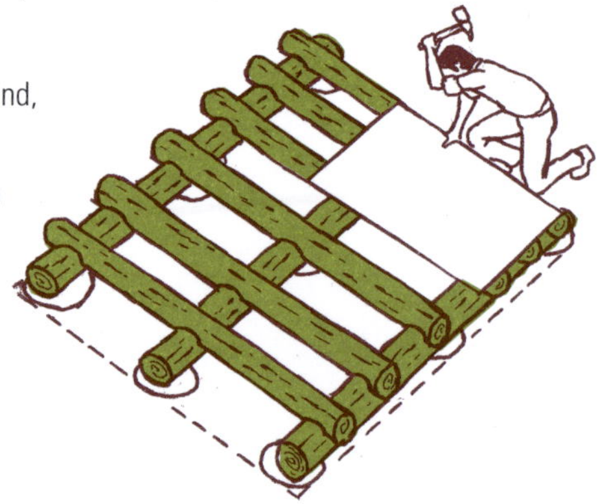

Phase drei: Die Wände

Du brauchst:

- ✓ Genug 4,2 m lange Stämme, um vier 2,7 m hohe Wände zu bauen
- ✓ Handsäge und Axt
- ✓ Hammer und Nägel

1 Mit Axt und Säge zwei Stämme so einkerben, dass sie auf die überstehenden tragenden Stämme des Fußbodens passen.

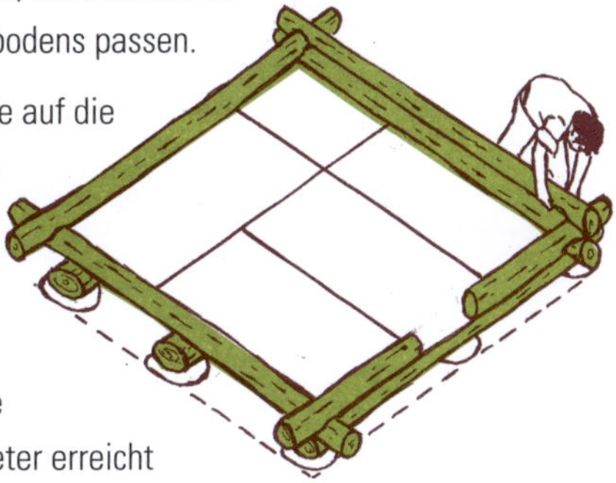

2 Zwei weitere Stämme so einkerben, dass sie auf die vorher verlegten passen und sauber auf den Bodenbalken aufliegen. Durch die Kerben werden die Ecken fixiert, darum kann hier auf Nägel verzichtet werden.

3 Diese Schritte wiederholen und die Stämme aufeinanderlegen, bis eine Höhe von 2,4 Meter erreicht ist. Die Kerben müssen so tief sein, dass jeder Stamm fest auf dem vorher verlegten aufliegt und dicht an den darunter liegenden anschließt. Kleine Lücken zwischen den Stämmen sind kein Problem.

4 Für die Wand, an der die Haustür angebracht werden soll, die Hölzer so zuschneiden, dass sie auf beide Seiten der Tür passen. Danach die Kerben für die Ecken der Hütte schneiden. An der Türöffnung werden die Stämme zusammengenagelt. Dafür die Nägel immer schräg von einem Stamm in den darunter liegenden einschlagen. Die Balken werden später durch den Türrahmen zusätzlich gesichert.

5 Ebenso die Ausschnitte für die Fenster herstellen.

6 Um die Dachneigung zu erhalten, wird nun auf die Vorderwand ein weiterer Stamm aufgelegt. Er sollte mindestens doppelt so dick sein wie die darunter liegenden Stämme. Dadurch entsteht eine Neigung, die das Regenwasser ablaufen lässt.

Phase vier: Fenster und Türen

Du brauchst:

- ✓ Vormontierte Fenster und Türen
- ✓ Hammer
- ✓ Nägel

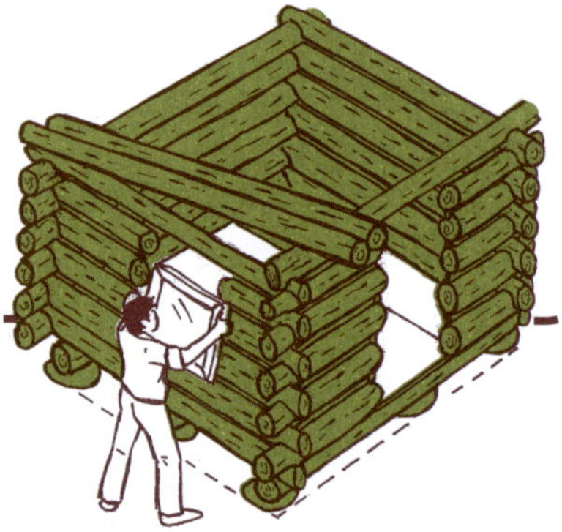

1 Die Fenster und Türen in die Öffnungen einsetzen und die Rahmen an die Enden der Holzstämme nageln.

2 Eventuelle Lücken zwischen Wänden und Rahmen sind kein Grund zur Beunruhigung. Sie werden später geschlossen.

Du brauchst:

- ✓ 7 Stämme mittlerer Länge, je 4,8 m lang
- ✓ 8 Platten Sperrholz, je 1,2 × 2,4 m
- ✓ Wellblech für das Dach
- ✓ Passende Schrauben
- ✓ Schraubendreher oder Akkuschrauber

Phase vier: Das Dach

1 Alle sieben Stämme so einkerben, dass sie auf die Stämme auf der Vorder- und Rückwand passen. Sie stehen auf jeder Seite 30 Zentimeter über. Dies sind die Dachbalken.

2 Die Sperrholzplatten auf die Dachbalken nageln. Sie bedecken eine Fläche von 4,8 × 4,8 Meter (oder 23,04 Quadratmeter). Dafür können alle acht Sperrholzplatten im Ganzen verarbeitet werden.

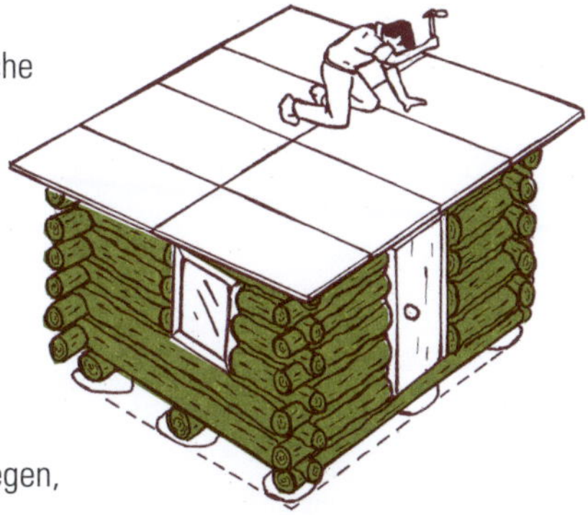

3 Wenn das Sperrholz verlegt ist, werden die Wellbleche angebracht. Dafür Schrauben mit Dichtungsringen verwenden, damit kein Wasser durch die Schraublöcher dringt.

4 Beim Verlegen der Metallprofile immer in die »Berge« schrauben. Wenn man in die »Täler« schraubt, kommt es leichter zu Leckagen.

5 Die einzelnen Metallplatten leicht überlappend verlegen, damit auch die Nähte dicht werden.

6 Nachdem das Dach aufgesetzt ist, entstehen dreieckige Lücken zwischen den Oberkanten der Seitenwände und dem geneigten Dach darüber. Diese werden nun geschlossen. Dafür müssen einige Stämme so gekürzt werden, dass sie in die Lücken passen. Die Stämme an der vorderen Ecke einkerben und an der Rückseite mit Nägeln aneinander befestigen, um sie zu sichern.

Phase sechs: Abdichten

Du brauchst:

- ✓ Eine Mischung aus Schlamm und Stroh
- ✓ Spachtel

1 Die Lücken zwischen den Stämmen und zwischen Tür- und Fensterrahmen mit einer Mischung aus Schlamm und Stroh füllen. Am besten eignet sich sehr lehmhaltiger Schlamm, für den man manchmal tief graben muss.

2 Große Lücken zuerst mit Holzstreifen füllen. Dann aus Schlamm und Stroh Kugeln rollen und diese in die danach noch sichtbaren Lücken stopfen.

3 Die Dichtungsmasse mit einem Spachtel glätten.

4 Mindestens zwei volle Tage trocknen lassen.

Heim und Herd

Wer Spaß am Wildnisleben hat und sich länger in der Natur aufhalten möchte, wird sich früher oder später eine Feuerstelle in der Blockhütte wünschen.

Freistehende Öfen

Die vielleicht einfachste Form der Feuerstelle im Haus ist der gute alte Holzofen. Vor hundert Jahren gab es in ganz Kanada kein einziges Blockhaus ohne einen freistehenden Holzofen und ein Ofenrohr, das durch das Dach ragte. Wenn aus diesem eisernen Schornstein Rauch aufstieg, war das ein sicheres Zeichen dafür, dass Trapper John von der Jagd nach Hause gekommen war und sich wahrscheinlich auf dem gusseisernen Ofen eine Kanne Kaffee kochte und ein Stück Lachs briet.

Bei der Verbrennung von Holz entstehen allerdings hohe Mengen an Kohlenmonoxid und anderen Gasen, die nicht sonderlich gesund sind. Darum hat die Industrie verschiedene Gas-, Elektro- und Kohleöfen auf den Markt gebracht. Sie sehen ähnlich aus, verwenden aber unterschiedliche Brennstoffe. Trotzdem haben Holzöfen immer noch den höchsten Wirkungsgrad von allen. Aus diesem Grund haben die Hersteller große Anstrengungen unternommen, um die Öfen zu verbessern und sie mit allerlei modernen Luftströmungs- und Verbrennungstechnologien auszustatten. Sehr effizient und sauber sind beispielsweise Pelletöfen. Sie verbrennen kleine Pellets aus Sägespänen, die automatisch in den Brenner geleitet werden, und sind sehr sparsam im Brennstoffverbrauch.

Wer einen Holzofen haben möchte, hat die Wahl zwischen Dutzenden von verschiedenen Modellen. Hübsche gusseiserne Dinosaurier findet man in Antiquitätengeschäften. Allerdings ist meist ein Umbau notwendig, bevor sie vom Schornsteinfeger abgenommen werden. Neue Holzöfen haben Glastüren und sind oft mit Keramik oder Speckstein verkleidet. Diese Materialien speichern Wärme und strahlen sie in den Raum ab. Zu einigen neuen Modellen gibt es sogar Zubehör wie Trockengestelle für nasse Handschuhe und Socken oder Dampferzeuger, um die Luft in der trockenen Winterzeit zu befeuchten.

EINEN HOLZOFEN AUFSTELLEN

Wer sich einen gemütlichen Holzofen in die Blockhütte stellen will, muss selbstverständlich die Sicherheitsvorschriften beachten. Auskunft dazu erteilt der zuständige Schornsteinfeger. Hier folgen einige allgemeine Tipps.

1 Alle freistehenden Öfen, unabhängig von der Brennstoffart, müssen auf einem feuerfesten Boden aufgestellt werden. Fliesen, Beton und Ziegel sind gut geeignet. Steinplatten, vorzugsweise aus Speckstein oder Schamotte – Materialien, die Wärme gut absorbieren und abstrahlen können – sehen sehr rustikal aus.

2 Die Wände, die einen Ofen umgeben, müssen mit feuerfestem Material wie Metall, Zementplatten oder Ziegeln verkleidet werden – es sei denn, der Ofen steht in der Mitte des Raumes.

3 Der Schornstein sollte soweit wie möglich im Haus liegen, denn auch er strahlt Wärme ab.

4 Der Schornstein muss über die höchste Stelle des Dachs hinausragen.

5 Empfehlenswert ist, in der Nähe des Ofens einen Platz zum Lagern eines Brennholzvorrats freizuhalten.

KAPITEL 3

Wasser

Wasser, die farblose, durchsichtige und geruchlose Flüssigkeit, die unsere Meere, Seen und Flüsse füllt, macht auch den größten Teil des menschlichen Körpers aus – 75 Prozent, um genau zu sein. Diese lebenswichtige Flüssigkeit leistet so viel, um unseren Körper am Laufen zu halten, dass es eine Katastrophe wäre, wenn wir auch nur ein paar Tage ohne sie auskommen müssten, und das nicht nur, weil man nach ein paar Tagen ohne Dusche unangenehm riechen würde.

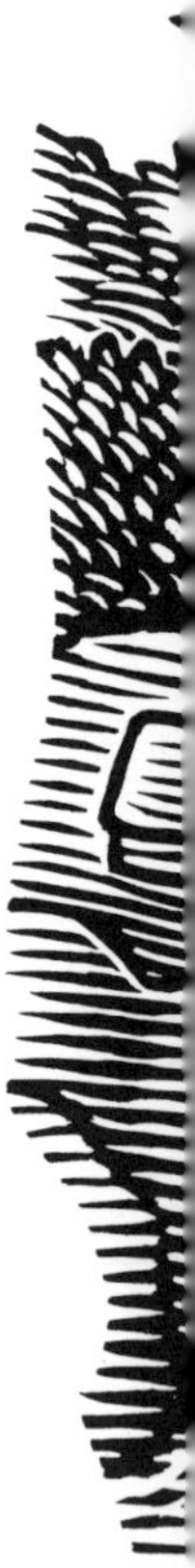

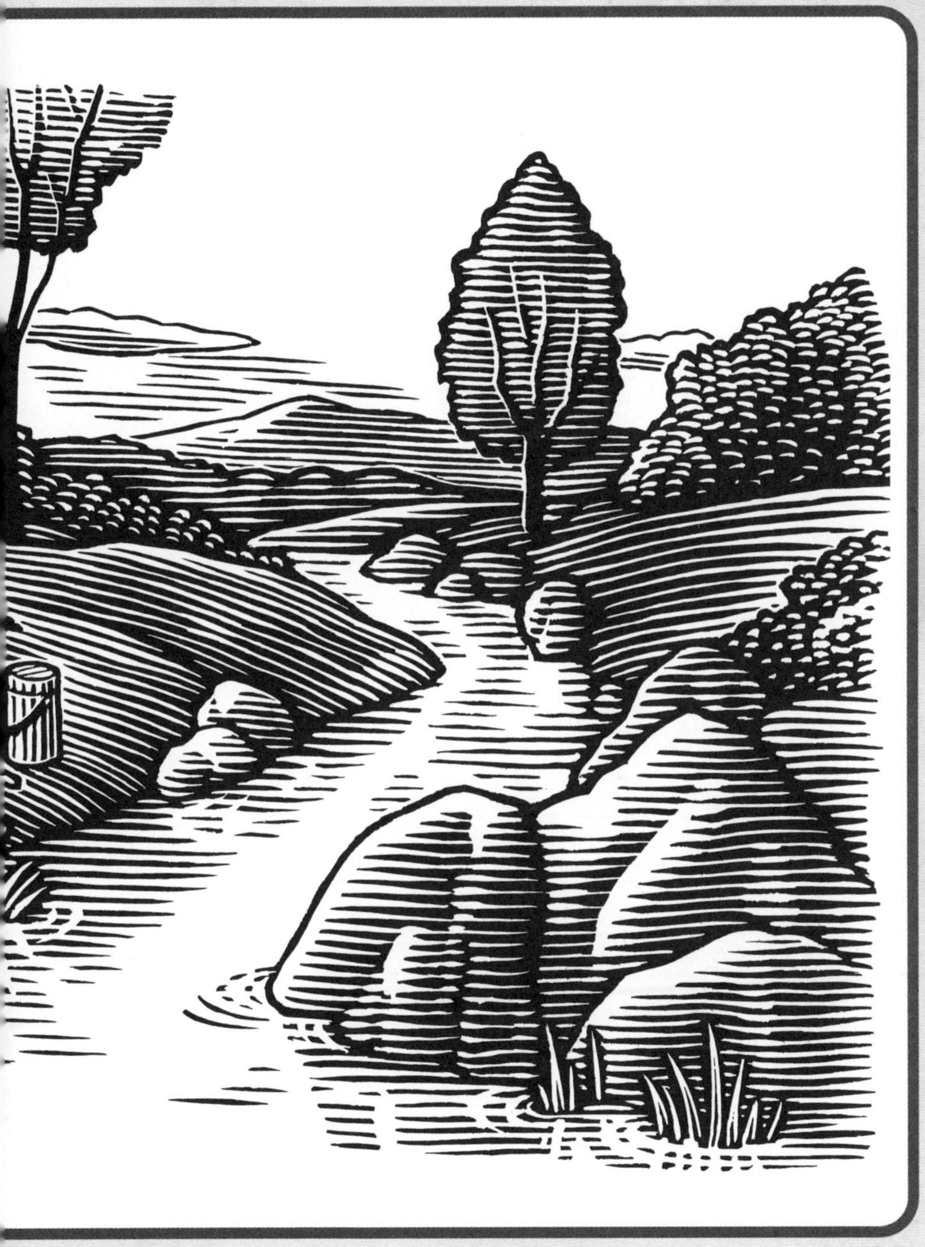

Der durstige Körper

Eine gute Sache an Fett ist, dass es unserem Körper als Energiereserve dient. Wasserreserven kann der Körper aber nicht anlegen. Wir verlieren ständig Wasser, sei es durch Toilettengänge oder durch Schwitzen, und müssen den Verlust immer wieder auffüllen.

Wenn man in der Natur unterwegs ist, überwiegt der Bedarf an Wasser bei Weitem den Bedarf an Nahrung. Daher sollte die Versorgung mit Wasser immer Vorrang vor der Jagd nach der nächsten Mahlzeit haben. Eine Woche oder länger ohne Nahrung in der Wildnis ist zwar unangenehm, aber durchaus verkraftbar. Aber ein paar Tage ohne Wasser können zum Zusammenbruch führen.

Der Wasserbedarf ist je nach Region und Klima unterschiedlich. Im Allgemeinen sollte ein durchschnittlicher Mensch zwischen 1,5 und 2 Liter pro Tag zu sich nehmen. Allerdings braucht der menschliche Körper in einem heißeren Gebiet mehr Wasser als in einer gemäßigten Region. Auch ein hohes Maß an körperlicher Aktivität kann eine höhere Wasseraufnahme erforderlich machen. Unabhängig davon, wie rein die Wasserquelle zu sein scheint, ist es immer wichtig, das Wasser zu reinigen, denn man kann nie wissen, welche Verunreinigungen und Schadorganismen es enthält.

Einfach ausgedrückt: Wasser bedeutet Leben. Nicht umsonst haben viele alte Kulturen ihre großen Städte an den Ufern mächtiger Flüsse oder an den Küsten der Ozeane gebaut. Darum sollte Wasser deine oberste Priorität sein. Sieh es nie als selbstverständlich an, sondern behandle es als lebenswichtiges Geschenk.

Wie alles auf der Erde gehorcht auch das Wasser den Gesetzen der Schwerkraft. Wenn der Schnee auf einen Berggipfel fällt und mit dem kommenden Frühling schmilzt, gibt es für das Wasser nur einen Weg: direkt hinunter zum Fuß des Berges. Dort findest du eine Süßwasserquelle oder einen reißenden Fluss, um deinen Durst zu stillen.

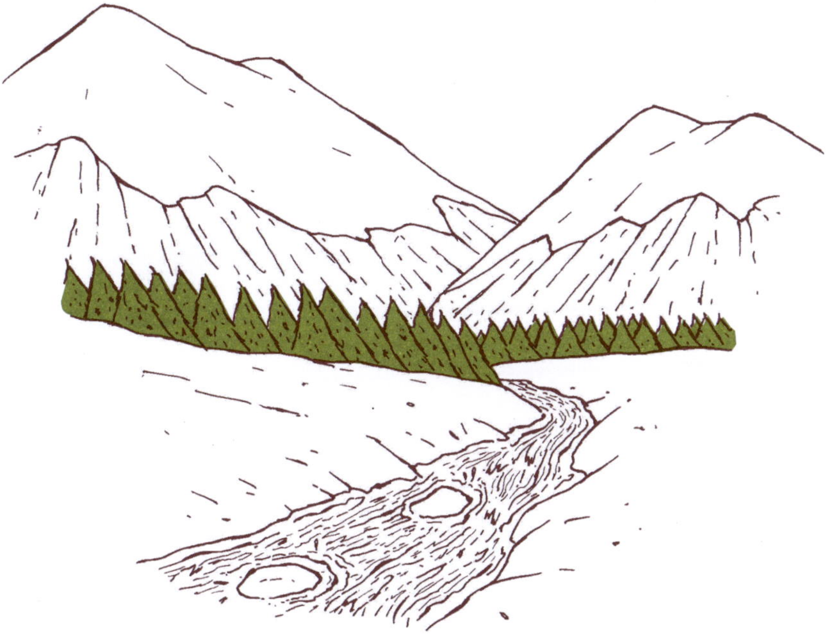

Der Faktor Schwerkraft gilt nicht nur für die Berge, sondern auch für trockenere Gegenden. Suche in einer sandigen Umgebung wie der Wüste nach niedrigen Punkten im Boden zwischen den Dünen. In flacheren Gebieten achte auf schalenförmige Vertiefungen mit glatten Seiten. Beides kann darauf hindeuten, dass sich dort bei Regen Wasser angesammelt hat. Wenn du eine Stelle gefunden hast, gräbst du einfach so tief in den Sand, bis er feucht wird, und dann noch ein bisschen tiefer, bis Wasser in dein Loch sickert.

Temporäre Wasserquellen

Ein glitzernder, plätschernder Bach ist wie ein Geschenk des Himmels, wenn die Wasserflasche bis auf den letzten Schluck leer ist. Aber was ist, wenn du seit Tagen kein Gewässer mehr gesehen hast und nicht weißt, wann du wieder eins findest? Wasser kommt aus vielen Quellen – es muss nicht immer ein rauschender Fluss sein, der deinen Durst löscht.

Regen

»Outdoorer« freuen sich selten über Regen, aber wenn alle anderen Wasserquellen verbraucht sind und du dringend etwas zu trinken benötigst, könntest du auf die Idee kommen, einen Regentanz aufzuführen, um Regen herbeizurufen. Tatsächlich kannst du einen guten Teil deines Trinkwassers aus Regen gewinnen, indem du ihn in Behältern an deinem Lagerplatz auffängst. Eine der einfachsten Methoden besteht darin, solche Behälter unter das schräge Zeltdach zu stellen, sodass sie bei Regen volllaufen.

Wenn das nicht funktioniert, kannst du einen Regensammler aus einer Plane oder Folie bauen. Breite die Plane oder Folie auf dem Boden aus und suche ein paar nicht zu kurze Stöcke und ein oder zwei Steine. Spanne die Plane zwischen den Stöcken aus und grabe die Stöcke in den Boden ein. Wenn du den Stein in die Mitte legst, neigt sich die Plane und der Regen, der dort landet, kann in den bereitstehenden Eimer fließen.

Tau

Diese winzigen Wassertröpfchen können eine überraschend zuverlässige Wasserquelle sein, wenn man morgens früh genug aufsteht und etwas Geduld beim Sammeln aufbringt. Lege am frühen Morgen, bevor der Tau mit der aufsteigenden Sonne verdunstet, ein saugfähiges Material, z. B. ein Handtuch oder ein Hemd, auf eine Grasfläche. Das Material saugt sofort das Wasser auf, das sich während der Nacht auf dem Gras angesammelt hat. Das Wasser kannst du dann einfach in einen Becher auswringen.

Wasser aus Pflanzen gewinnen

Jede Pflanze, ganz gleich in welcher Landschaft, stellt eine potenzielle Wasserquelle dar, sei es in der Pflanze selbst oder in der umgebenden Erde. Pflanzen brauchen Wasser genauso sehr wie Menschen. An einem Ort, wo Pflanzen wachsen, muss es also Wasser geben. Vielleicht gibt es nicht Unmengen davon, aber es reicht aus, um deine Kehle zu befeuchten und dich zu versorgen, bis du auf eine größere Quelle stößt.

Um Wasser zu gewinnen, schneide Stängel oder Blätter von der Pflanze ab und zerdrücke sie in deiner Hand zu einer nassen, faserigen Masse. Presse diesen breiigen Klumpen fest in der Hand, bis eine trinkbare Flüssigkeit herausrieselt, die du in der Campingtasse oder Wasserflasche auffangen kannst. Auch wenn es etwas bitter schmeckt, ist es doch Wasser.

Auch Pflanzenwurzeln können gute Wasserquellen sein. Um dieses Wasser aus dem Boden zu holen, gräbst du einfach die Wurzeln der ausgewählten Pflanze oder des Baumes aus und ziehst sie aus dem Boden. Hacke die Wurzeln in handliche Stücke, lege sie auf einen Felsen und schlage mit einem anderen Stein darauf. Stelle einen Behälter darunter, um die austretende Flüssigkeit aufzufangen.

Wasserhaltige Pflanzen

Banane Die Pflanze knapp über dem Boden fällen, sodass etwa 15 Zentimeter des Stammes stehen bleiben. Die Mitte dieses Stumpfes aushöhlen – und bald wird Wasser aus den Wurzeln in das soeben entstandene Loch sickern.

Palmen Die Wedel geben Flüssigkeit ab, wenn man sie abschneidet und kopfüber dreht.

Bambus Eine Kerbe an der Spitze eines Abschnitts einschneiden und den Stängel umbiegen. In dieser Position festbinden und das Wasser aus der Kerbe ablaufen lassen. Sowohl alter als auch junger Bambus sind gute Wasserquellen.

Kannenpflanze *Nepenthes* Der Name verrät, wie die Fangbehälter dieser Pflanze geformt sind. An ihrem Grund sammelt sich Wasser, in dem Insekten ertrinken.
Es ist ratsam, die Flüssigkeit durch ein Stück Stoff zu filtern, um keine Insekten zu verschlucken (obwohl sie proteinreich sind).

Kondenswasser

Wasserdampf ist fast überall, und durch Abkühlung lässt er sich in Wassertröpfchen verwandeln. Diesen Vorgang nennt man Kondensation. Boden und Pflanzen geben in unterschiedlichem Maß Wasserdampf ab. Gesunde Pflanzen produzieren im Zuge der Fotosynthese eine ganze Menge davon. Und auch der Boden gibt guten Wasserdampf ab, wenn er durch die Sonne erwärmt wird.

Schwitzende Pflanzen

Jede Methode zum Auffangen von Kondenswasser erfordert irgendeine Form von Plastik. Manchmal genügen schon einfache Gefrierbeutel. Suche dir belaubte Bäume mit gesund aussehenden Ästen und binde ein paar Tüten fest um die Enden einiger Äste. Der Wasserdampf in den Zweigen und Blättern erwärmt sich im Kunststoff und kondensiert als Wasser an der Innenseite der Tüte. Kontrolliere diese Beutel im Laufe von ein oder zwei Tagen. Wenn du es richtig machst, können diese Beutel bis zu einem halben Liter Wasser pro Tag liefern. Einfach vom Baum nehmen und trinken!

Diese Methode eignet sich auch für niedrige Pflanzen und kriechende Sträucher. Einfach den Strauch mit Folie abdecken und in der Mitte der Pflanze einen Stock in den Boden rammen, um das Plastik von den Blättern fernzuhalten. Die Folie am Boden einschlagen, um eine umlaufende Rinne zu schaffen, in der sich das Wasser ansammeln kann, und auf der Innenseite mit Steinen beschweren.

So ein Folienzelt kann man auch über frisch gesammeltem Laub von Bäumen oder anderen Pflanzen bauen. Zuerst ein flaches Loch in den Boden graben, dann um den äußeren Rand des flachen Lochs herum eine kleine, etwas tiefere Rinne ausheben. Die Folie in das flache Loch legen und wie im vorigen Beispiel mit einem Stock in Zeltform bringen. Die Steine in die Rinne legen. Unter den Steinen wird die Folie wie im vorigen Beispiel eingeschlagen. Hier sammelt sich das Wasser, nachdem das Laub einige Tage lang schwitzen konnte. Um das Wasser zu verwenden, wird die Folie vorsichtig angehoben und das Wasser in einen Becher oder eine Flasche gefüllt.

Schwitzende Erde

Eine bewährte Methode, um Wasser aus dem Boden zu gewinnen, ist, ein Loch zu graben. Wenn sich der Boden an den Wänden des Lochs erwärmt, kondensiert der vorhandene Wasserdampf auf der kühleren Folie und tropft in einen Behälter.

Du brauchst:

- ✓ Plastikplane oder Regencape
- ✓ 12 größere Steine
- ✓ Eimer oder Topf
- ✓ Schaufel

SCHRITT FÜR SCHRITT

1 Ein 90 Zentimeter tiefes Loch mit etwa 120 Zentimeter Durchmesser graben.

2 Den Eimer mittig auf den Grund des Lochs stellen.

3 Die Plane über dem Loch ausbreiten und ringsherum mit Steinen beschweren.

4 Einen kleineren Stein in die Mitte der Folie legen, sodass sie über dem Eimer etwas tiefer hängt.

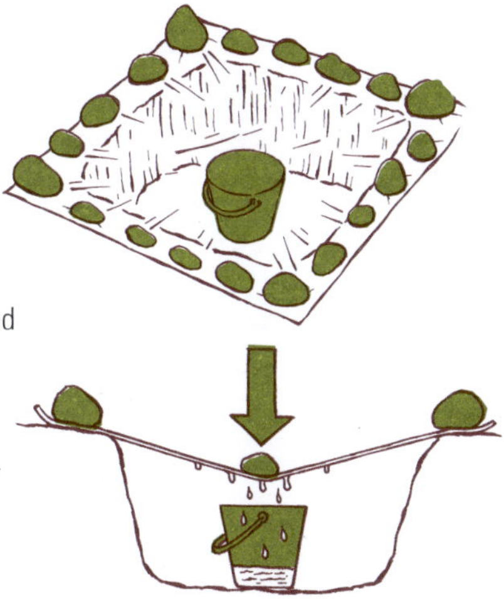

Mit der Zeit kann sich so ein Loch erschöpfen. Dann musst du ein neues graben. Noch besser ist es, mehrere Löcher gleichzeitig in Betrieb zu haben, um die Wasserausbeute zu erhöhen.

Wüsten

Nichts ist so schwierig wie das Aufspüren von Wasser in der Wüste. Aber sei sicher: Es ist da. Du brauchst nur ein wenig mehr Spürsinn als in anderen Landschaften.

Achte auf Bereiche, in denen sich anscheinend schon einmal Wasser befunden hat oder in denen sich bei Regen Wasser angesammelt hat, z. B. Rinnen oder Vertiefungen im Boden, oder auch der tiefste Punkt zwischen zwei Sanddünen. Versuche dort, nach Wasser zu graben. Auch in den Ecken und Winkeln von Felsformationen ist oft Wasser zu finden. Je poröser das Gestein ist, desto besser, denn es gibt mehr Stellen, an denen sich Wasser ansammeln kann. Wenn du also Lavagestein oder Kalkstein siehst, hast du gute Chancen auf Wasser. Und auch in der Wüste gilt: Wo Pflanzen wachsen, gibt es auch Wasser.

Trockene Wasserstellen reaktivieren

Trockene Flussbetten können eine unerwartet gute Wasserquelle sein, da sie vielleicht noch knapp unter der Oberfläche Wasser führen oder sich nach den letzten Regenfällen Wasser angesammelt hat. Versuche es an der Außenkurve des Flusses, nicht an der Innenkurve. Grabe etwa 1 Meter tief. Wenn sich Feuchtigkeit zeigt, weißt du, dass Wasser vorhanden ist. Dann brauchst du nur noch etwas tiefer zu graben, um es auszuschöpfen.

Wasserhaltige Wüstenpflanzen

Akazie *Acacia* Enthält viel Wasser in den Wurzeln, die flach verlaufen und darum leicht zugänglich sind.

Baobab *Adansonia digitata* Die Wurzeln enthalten Wasser und sind essbar.

Ferrocactus *Ferocactus* Vorsichtig die Spitze des Kaktus abschneiden und das Innere mit einem Stock zu einem wässrigen Brei zerkleinern. Einen hohlen Schilf- oder Grashalm hineinstecken und direkt aus dem Kaktus trinken.

Feigenkaktus *Opuntia* Die fleischigen Blätter kann man kauen, um Flüssigkeit zu gewinnen. Aber Vorsicht vor den Stacheln!

Permanente Wasserquellen

Nach ein paar Wochenendausflügen in die freie Natur hast du vielleicht Lust auf ein längeres Abenteuer. Um dich mit ausreichend Wasser zu versorgen, musst du dich gut mit der Suche nach Wasser auskennen.

Quellen

Jeder Ort, an dem Grundwasser auf natürliche Weise aus dem Boden austritt, ist eine Quelle. Manche Quellen sprudeln, andere tröpfeln. Manche liefern nur zu bestimmten Zeiten Wasser, andere wiederum sprudeln ständig in ein Becken oder einen Bach. Das Wasser nimmt auf seinem Weg nach oben durch den Boden Spuren von Mineralien auf, wenn es durch und über verschiedene Gesteinsarten rinnt. Es muss darum nach dem Sammeln gereinigt werden.

Flüsse

Wenn du in der freien Natur einen Fluss findest, ist das eine ideale Situation. Schöpfe das Flusswasser möglichst dort, wo es sich etwas schneller bewegt, also in der Mitte des Flusses. In Ufernähe können sich Schadstoffe sammeln, weil die Fließgeschwindigkeit geringer ist. Meide Bereiche, in denen Rohrkolben oder Binsen wachsen oder schäumende Luftblasen zu sehen sind. Hier ist die Wahrscheinlichkeit größer, dass das Wasser verunreinigt ist.

Meerwasser

Bei einem längeren Aufenthalt an der Küste kann Meerwasser eine ausreichende Versorgung mit Trinkwasser gewährleisten. Aber zuerst musst du das Salz loswerden. Eine Methode besteht darin, knapp über der Hochwassermarke am Strand zu graben und das Meerwasser in das Loch laufen zu lassen. Wenn im umliegenden Sand Süßwasser vorhanden ist, sickert es in das Loch und legt sich über das Meerwasser, das eine höhere Dichte hat. Bei anderen Methoden werden Destillations- und Kondensationsverfahren eingesetzt, um das Salz aus dem Meerwasser zu entfernen (siehe Seite 68).

Meerwasser entsalzen

Du brauchst:

- ✓ Meerwasser
- ✓ 2 große Metallbehälter
- ✓ Plastikfolie
- ✓ Plastikschlauch
- ✓ Messer
- ✓ Klebeband
- ✓ Feuer

SCHRITT FÜR SCHRITT

1 Einen großen Metallbehälter zur Hälfte mit Meerwasser füllen, mit der Folie abdecken und mit Klebeband versiegeln.

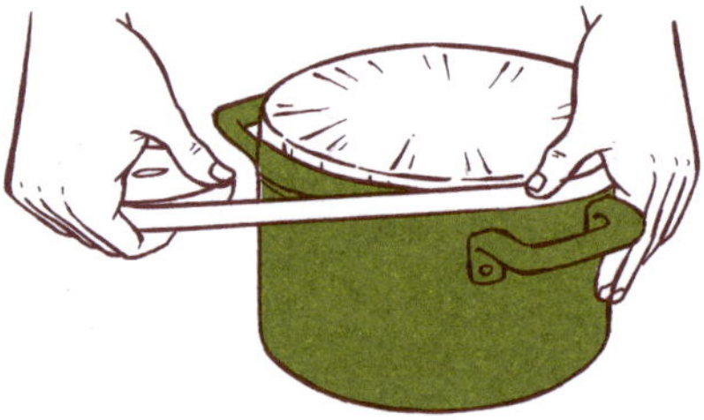

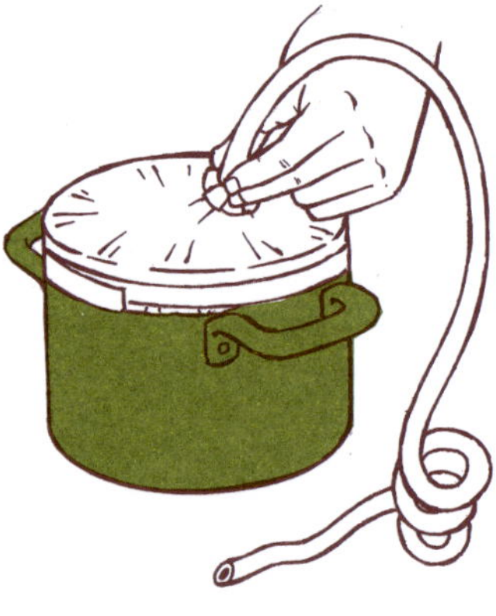

2 Den Schlauch durch die Folie in den Behälter stecken und ebenfalls mit Klebeband versiegeln.

TIPP: Der Schlauch sollte das Meerwasser nicht berühren.

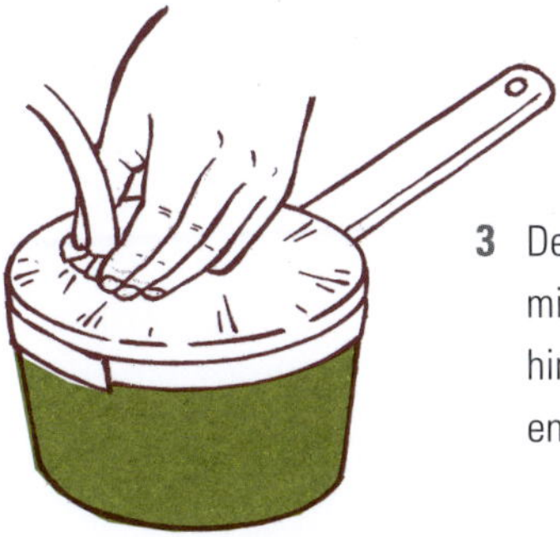

3 Den anderen Behälter mit Folie abdecken, mit Klebeband versiegeln und den Schlauch hineinstecken. In diesem Behälter wird das entsalzte Wasser aufgefangen.

4 Ein Feuer unter dem Topf mit dem Meerwasser anzünden. Wenn es kocht, entsteht Dampf, der kein Salz enthält. Der Dampf kondensiert an der Innenseite des Schlauchs. Das Kondenswasser fließt in den anderen Behälter und kann getrunken werden. Lass das Feuer brennen und gieße ab und zu Meerwasser nach, um mehr salzfreies Wasser zu gewinnen.

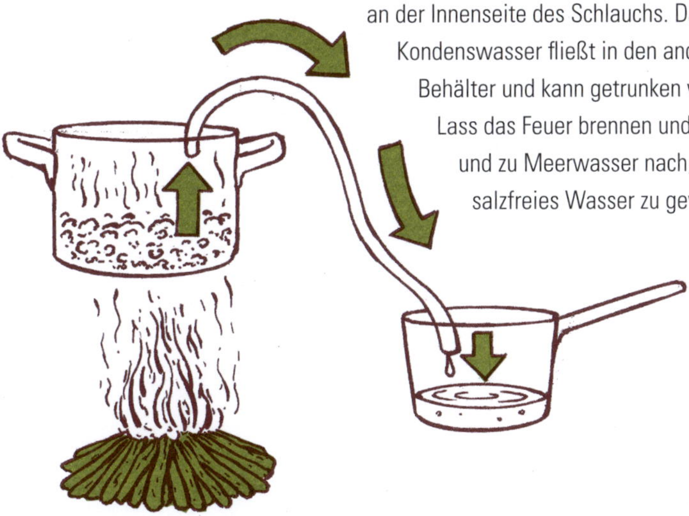

TIPP: Der Behälter für das Meerwasser sollte nach Möglichkeit etwas höher stehen als der Behälter für das Süßwasser. Die Schwerkraft kann die Sache etwas beschleunigen.

Einen Brunnen graben

Die meisten Brunnen werden heutzutage mit schwerem Gerät gebohrt, aber das ist auf einem abgelegenen Grundstück in der Wildnis nicht immer möglich. In diesem Fall musst du selbst mit Schaufel und Spitzhacke an die Arbeit gehen.

Wie mühsam das Graben eines Brunnens ist, hängt davon ab, wie tief der Grundwasserspiegel im Boden liegt. Ist er hoch, muss man weniger graben. In Gegenden mit durchlässigem Boden und wenig Regen fällt mehr Arbeit an. Es kann sich lohnen, die Tiefe des Grundwasserspiegels auf deinem Grundstück von einem Unternehmen ermitteln zu lassen. Das spart viel Zeit und schont deinen Rücken, denn du musst nicht auf Verdacht an verschiedenen Stellen graben.

Du brauchst:

- ✓ Schaufel
- ✓ Spitzhacke
- ✓ Grabstock, Hebeleisen oder Stahlstange
- ✓ Seil
- ✓ 2 Bretter, 5×10 cm
- ✓ Findlinge, Feldsteine oder Ziegel
- ✓ 2 Eimer

SCHRITT FÜR SCHRITT

1 Wenn der richtige Platz gefunden ist, muss gegraben werden.

2 Der obere Bereich sollte etwas größer sein als der Brunnenschacht, um genug Bewegungsfreiheit zu haben. Der Brunnen kann rund oder eckig sein.

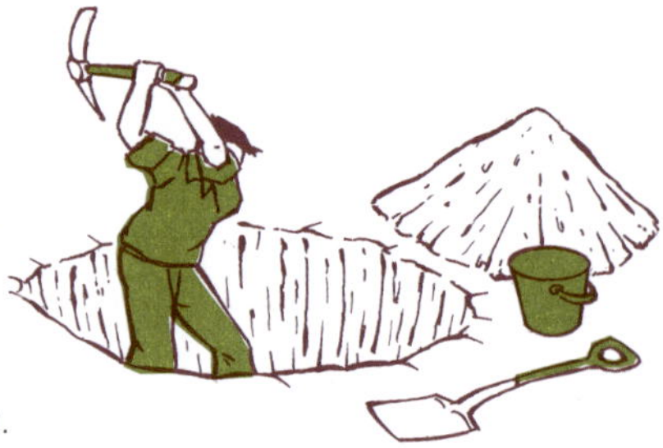

3 Wenn du auf eine Gesteinsschicht stößt, hebele sie mit der Stahlstange vorsichtig auf. Hole den Aushub mit einem Eimer aus dem Loch.

4 Heureka! Sobald der Boden unter deinen Füßen ein wenig feucht wird, warte, bis mehr Wasser in den Brunnen gesickert ist. Wenn das Wasser etwa 30 Zentimeter hoch steht, lege einige Steine als Filter auf den Boden des Brunnens.

TIPP: Du kannst die Wand des Brunnenschachts vom Grund aus nach oben mit Steinen verstärken. Die Steine können auch verhindern, dass Schmutz in den Brunnen fällt.

Wenn der Brunnen tiefer wird, als du groß bist, müssen zwei Personen daran arbeiten. Das erfordert die folgenden zusätzlichen Schritte.

5 Steine um den Rand des Brunnens aufstapeln, ein Brett darüberlegen und sorgfältig sichern.

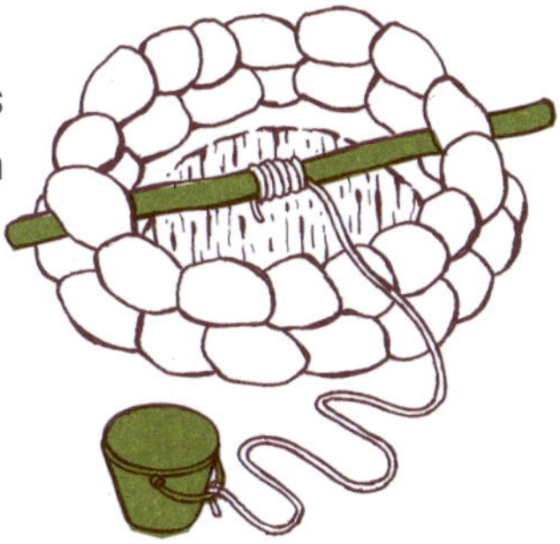

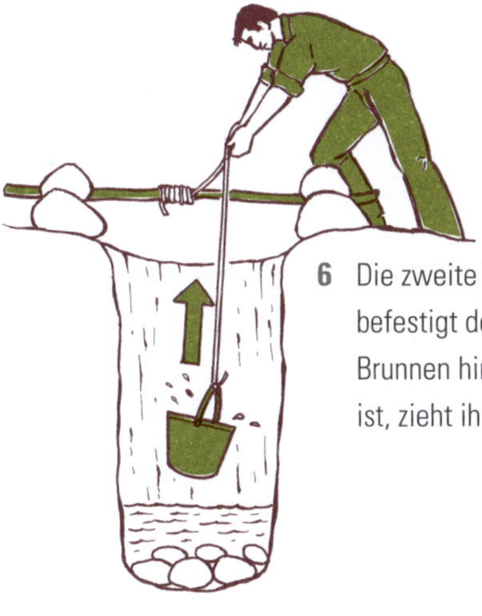

6 Die zweite Person bindet ein Seil an dem Brett fest, befestigt den Eimer an dem Seil und lässt ihn in den Brunnen hinunter. Sobald der Eimer mit Erde gefüllt ist, zieht ihn dein Helfer wieder hoch.

Sicheres Trinkwasser

Ganz gleich, wie rein und klar das Wasser aussieht, ob es aus einem Gebirgsbach oder aus einer unberührten Quelle stammt: Vor dem Trinken solltest du es filtern und reinigen, denn sonst besteht die Gefahr, dass du deinem Körper ernsthaften Schaden zufügst.

Im Fachhandel gibt es verschiedene Pumpensets mit Wasserfilter und -klärer. Sie reichen von der tragbaren Mini-Variante für Rucksacktouren bis hin zu größeren Modellen, die mit Generatoren oder Strom betrieben werden und für einen längeren Aufenthalt in der Wildnis geeignet sind.

Das Filtern ist die erste Stufe der Wasserreinigung, bei der die größeren Partikel aus dem aufgefangenen Wasser entfernt werden. Danach sollte eine Klärung folgen. Wer keine Filter-/Klärpumpe hat, kann sich mit einfacheren Mitteln behelfen. Lässt man das gesammelte Wasser einfach zwölf Stunden lang stehen, trennen sich Schlamm, Sand und Schlick vom Wasser und setzen sich am Boden des Behälters ab. Auch wenn du das Wasser durch Stoff (z. B. ein Baumwollhemd oder saubere Socken) filterst, werden die größeren Partikel entfernt.

Die Klärung ist der zweite Schritt der Aufbereitung. Fast alle für das Leben im Freien verkauften Systeme setzen Chemikalien ein, um Wasser trinkbar zu machen. Jod und Chlor sind die üblichen Stoffe, ob in deiner Reinigungspumpe oder in Tablettenform, und jede Chemikalie verleiht dem Wasser ihren eigenen Geschmack. Tabletten sind praktisch für unterwegs: Einfach die empfohlene Dosis in die Feldflasche mit frisch geschöpftem Flusswasser geben und wirken lassen. Manche Tabletten geben dem Wasser einen seltsamen Geschmack oder eine merkwürdige Farbe. Beides ist unbedenklich – im Gegensatz zu Fieber, Schüttelfrost und Bauchschmerzen, die bei Genuss von nicht aufbereitetem Wasser drohen.

Wenn du keine Tabletten mehr hast oder deine Pumpe plötzlich kaputt ist, kannst du dich immer noch auf die bewährte Methode des Abkochens verlassen. Das Wasser muss mindestens zehn Minuten lang gekocht werden. Das reicht aus, um die meisten schädlichen Organismen zu beseitigen.

Wasser transportieren

Zweifellos trainiert es die Ausdauer, mit bloßen Händen Wasser vom nahe gelegenen Bach zum Lager zu tragen. Ansonsten ist es nur mühsam. Einfache Wasserbehälter sind bei Outdoorabenteuern unverzichtbar, und je nach Gelände wirst du wahrscheinlich mehr als einen brauchen.

Wasserbehälter gibt es in allen Formen und Größen. Vakuumbehälter aus Metall können außerdem Warmes warm und Kaltes kalt halten. Metall und Kunststoff haben jeweils ihre eigenen Vor- und Nachteile: Metall ist praktisch unzerbrechlich, aber etwas sperrig und schwer, während Kunststoff zwar leicht ist, aber auch leichter Schaden nehmen kann. Sehr praktisch sind faltbare Wasserbehälter. Es gibt sie aus verschiedenen Materialien und in verschiedenen Formen, z. B. Nylontaschen, große Eimer aus Segeltuch und die berühmten Bota-Beutel aus spanischem Leder, die von vielen Bergsteigern verwendet werden. Die faltbaren Behälter haben den Vorteil, dass sie bei Nichtgebrauch zusammengefaltet werden können und nur wenig Platz im Rucksack einnehmen. Interessant sind auch mit Wasser befüllbare Rucksäcke mit einem Schlauch, der über die Schulter gelegt wird, um während der Wanderung trinken zu können.

Wer keins der oben genannten Gefäße hat, kann Pflanzen in behelfsmäßige Wasserträger verwandeln. Viele Kürbisgewächse bringen Früchte hervor, die perfekt für den Wassertransport geformt sind. Einfach den Deckel abschneiden, das Fruchtfleisch herauskratzen, trocknen lassen, und schon hat man einen guten natürlichen Krug. Bambus eignet sich gut für die Herstellung von Lagerbechern, weil seine Halme hohl und in Segmente gegliedert sind. Säge einen dicken Bambusstängel etwa 2,5 Zentimeter unterhalb eines Knotens ab. Schneide ihn noch einmal knapp unterhalb des nächsthöheren Knotens ab, und schon hast du einen Bambusbecher.

Wasser speichern

Für längere Aufenthalte in der Wildnis ist die Lagerung von Wasser ebenso wichtig wie die Suche nach Wasser. Man weiß nie, wann man auf eine gute Quelle stößt, daher ist es gut, etwas Wasser auf Vorrat zu lagern, um für den Fall der Fälle eine Reserve zu haben.

20-Liter-Eimer mit Deckel sind praktisch zur Aufbewahrung von Wasser, wenn sie Griffe haben, sodass sie bei Bedarf transportiert werden können. Aber auch ein Wasserreservoir lässt sich mit minimalem Arbeitsaufwand bauen. Diese Technik ähnelt dem Graben eines Brunnens, erfordert aber nicht annähernd so viel Aufwand, da man nur etwa 30–60 Zentimeter tief graben muss. Gerade in Gegenden mit Wasserknappheit ist es sinnvoll, gleich mehrere solcher Reservoirs anzulegen. Wenn sich Regen ankündigt, ziehst du einfach die Abdeckungen ab und lässt sie volllaufen.

Du brauchst:

- ✓ Schaufel
- ✓ Plastikplane
- ✓ Steine

Ein Wasserreservoir anlegen

SCHRITT FÜR SCHRITT

1 Zuerst den Umfang des Reservoirs anzeichnen (z. B. 1,8 Meter Durchmesser). Am besten einen Platz im Schatten wählen, weil sich bei Sonnenbestrahlung schneller Algen ausbreiten. Ist kein Schatten vorhanden, einen kleineren Umfang wählen und einen Deckel aus Holz zimmern.

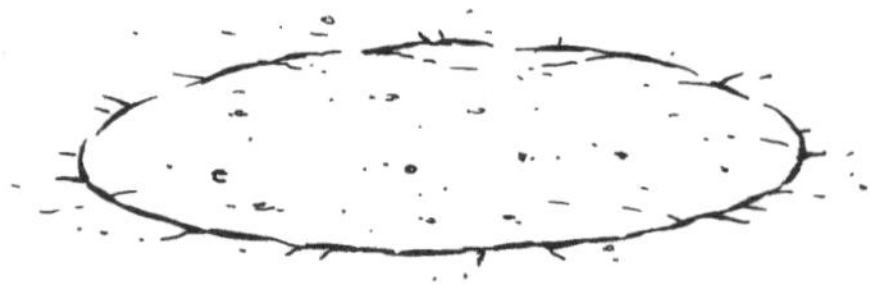

2 Eine Grube von etwa 60 Zentimetern Tiefe ausheben. Den Boden glätten und gut feststampfen.

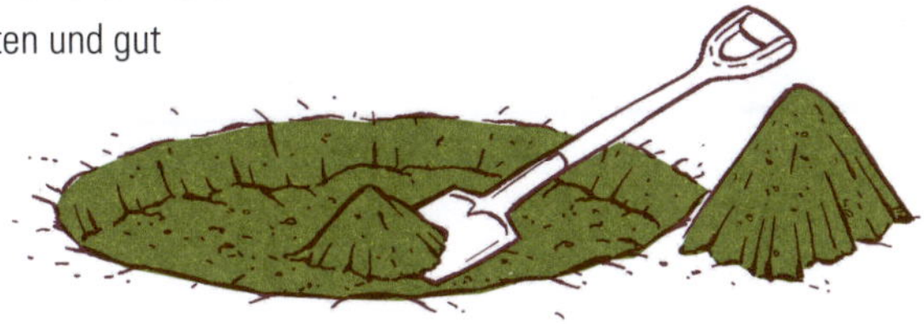

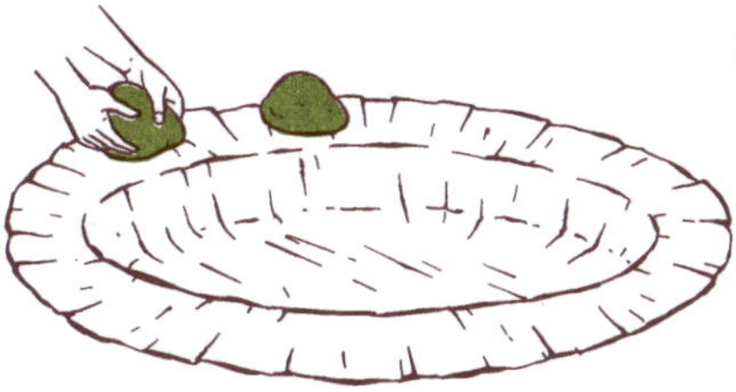

3 Die Plane so ausbreiten, dass sie Boden, Wände und Rand der Grube bedeckt. Den Rand der Folie mit Steinen beschweren.

4 Die Grube mit aufgefangenem Wasser füllen. Das Wasser vor dem Trinken immer filtern und klären. Man kann nie wissen, ob es durch Schadstoffe verunreinigt ist.

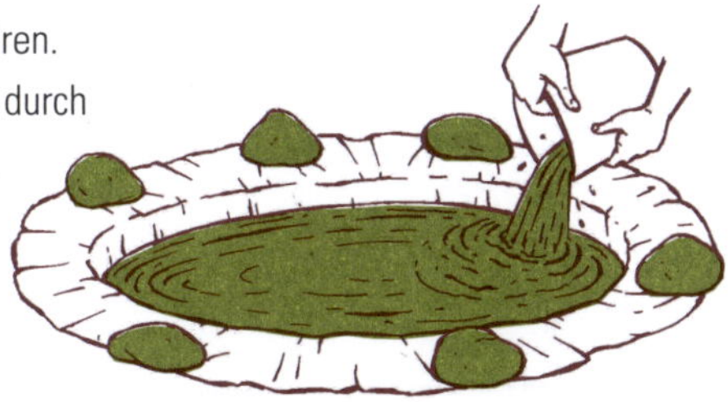

TIPP: Bedecke dein Reservoir mit einer weiteren, mit Steinen beschwerten Plane. Sie hält das Wasser sauber und Wildtiere fern.

KAPITEL 4

Feuer

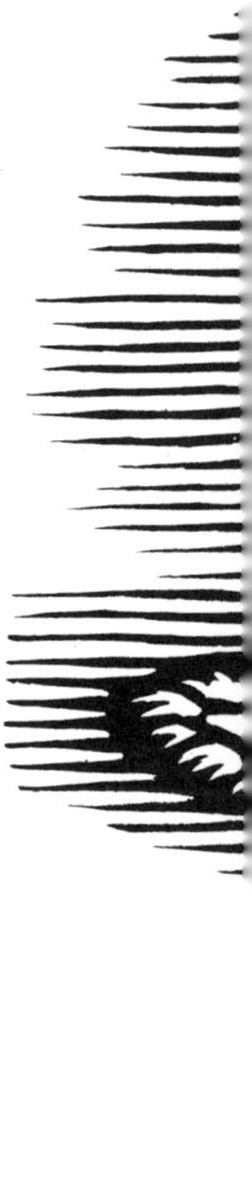

Ein Leben im Wald ohne Feuer ist wie ein Vorstellungsgespräch in kurzen Hosen: Es ist machbar, aber nicht empfehlenswert. Feuer wärmt dich und trocknet deine Socken. Feuer ist auch ein Licht in der Dunkelheit – großartig, um wilde Tiere und beißende Insekten in Schach zu halten. Du kannst damit kochen, Wasser sterilisieren und Signale geben, wenn du dich verirrt hast. Es sorgt auch für gute Stimmung. Zünde ein Feuer an, suche dir einen guten Stock zum Stochern und starre dann in die Flammen, um über dein neues, glückliches Leben in der freien Natur nachzudenken.

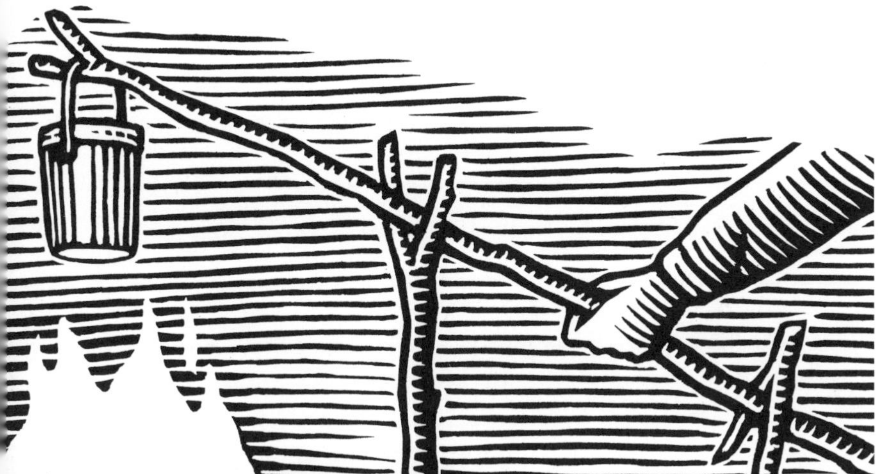

Tipp und Tricks

Viele Camper sind stolz, wenn sie ein Feuer mit einem Streichholz anzünden. Echte »Outdoorer« sind stolz, wenn sie es ohne Streichholz schaffen. Neben der Suche nach Nahrung und Wasser ist das Wissen, wie man ein gut und lange brennendes Feuer macht, wichtig für das Leben in der Wildnis.

Drei Dinge braucht ein Feuer: Luft, Hitze und Brennstoff. Um die Luftzufuhr muss man sich im Freien nicht kümmern, aber man muss wissen, wie man ein Feuer so aufbaut, dass es genug Luft bekommt. Umgekehrt ist zu viel Luft, wie sie Windböen oder Sturm mit sich bringen, auch nicht gut. Wenn du deine Blockhütte noch nicht gebaut hast, musst du die Windrichtung berücksichtigen, wenn du ein Lagerfeuer machst.

Für die Hitze musst du selbst sorgen. Streichhölzer sind meist das Mittel der Wahl, es sei denn, sie sind nass. Dann sind wasserfeste Streichhölzer sehr nützlich. Ohne diese modernen Errungenschaften musst du wissen, wie du aus zwei Steinen oder durch Aneinanderreiben zweier Stöcke Feuer machen kannst (mehr dazu später).

Auch für den richtigen Brennstoff musst du selbst sorgen. Es reicht nicht, ein paar große Holzstücke zu finden. Du brauchst zuerst trockenes, dünnes Reisig, das sich schon mit einem Streichholz in Brand setzen lässt. Dann benötigst du größeres Anzündholz (nicht dicker als ein Bleistift), außerdem kleine Holzstücke und schließlich die größeren Scheite. Nicht jedes Holz eignet sich für ein Feuer. Manches brennt zu schnell, manches zu langsam, und manches brennt gar nicht (auch dazu später mehr).

Zunder ist ein weiteres wichtiges Hilfsmittel – vielleicht sogar das wichtigste. Wenn du keine Streichhölzer hast, kannst du ohne Zunder kein Feuer machen. Er sorgt dafür, dass die Funken eines Feuersteins oder die Reibung zweier Stöcke die erste Flamme entzünden. Wenn du Streichhölzer hast, kannst du mit dem Anzünden von Zunder in der Mitte eines gut aufgebauten Feuers sogar feuchtes Anzündholz zum Brennen bringen. Glücklicherweise liefert uns die Natur viele verschiedene Arten von Zunder. Wichtig ist nur, dass er wirklich knochentrocken ist.

Mancher Zunder braucht eine gewisse Vorbereitung, um gut zu brennen. Wenn du Probleme hast, trockenen Zunder zu finden, kannst du ihn an trockener, saugfähiger Baumwollkleidung reiben. Du kannst ihn auch in den Taschen von Baumwollkleidung aufbewahren, um ihn durch deine Körperwärme zu trocknen. Auch auf die Gefahr hin, wie eine obdachlose Wanderratte zu wirken, ist es keine schlechte Idee, Zunder einzustecken, wenn man ihn findet. Man kann nie genug davon haben.

Reibe Zunder aus Rinden- und Holzspänen zwischen deinen Händen oder auf einer trockenen Steinoberfläche. Dadurch wird der Zunder zu einem feinen Flaum, der sich gut zum Anzünden durch Reibung eignet. Wenn du einen Zunderpilz findest, schneide ihn auf, um an die watteartige Schicht unter der harten äußeren Schale zu gelangen.

Zunder aus verkohlter Baumwolle oder Seide kann (am besten vor dem Ausflug) hergestellt werden, indem man den Stoff in Brand setzt und ihn austritt, wenn er dunkelbraun oder schwarz wird. Er lässt sich durch Funkenschlag (Feuerstein) gut in Brand setzen. Der verkohlte Stoff muss aber trocken aufbewahrt werden.

Gut brennbarer Zunder

Rinde, insbesondere Birkenrinde und die zerkleinerte innere Rinde von Kastanien, Zedern und Rotulmen, eignet sich gut als Zunder, ebenso wie Stängel von altem Gras, Baumblüten und Früchten. Und es gibt noch mehr:

- ✓ Daunen von Vögeln
- ✓ Baumwoll-Blütenstände
- ✓ Trockenes Gras oder Stroh
- ✓ Abgefallene, trockene Kiefernnadeln
- ✓ Sägespäne
- ✓ Hobelspäne
- ✓ Fusseln aus Kleidungstaschen
- ✓ Abgestorbene Farnwedel
- ✓ Baumpilze, die oft an den Stämmen absterbender oder toter Bäume wachsen
- ✓ Verkohlter Baumwoll- oder Seidenstoff

Sicherheit

Was wäre ein Wildnisausflug ohne Lagerfeuer. Aber es kann schnell böse enden, wenn man nicht aufpasst. Aus diesem Grund gibt es einige wichtige Sicherheitsrichtlinien, die du beim Sammeln von Zunder und Feuerholz beachten solltest.

In vielen Nationalparks und Naturschutzgebieten ist das Feuermachen auf vorhandene Feuerstellen und auf bestimmte Bereiche beschränkt. Das hat gute Gründe. Halte dich immer an die Vorschriften, sonst riskierst du ein Bußgeld, einen Rauswurf oder beides.

Informiere dich über Trockenheit und Feuergefahr, besonders in den Sommermonaten. Auskunft gibt meist die örtliche Feuerwehr, aber auch die Einheimischen kennen sich oft gut aus. Ein einziger Funke eines Lagerfeuers kann innerhalb weniger Tage Hunderte von Hektar Wald niederbrennen.

Zünde ein Feuer immer auf nackter Erde an, damit es keinen erkennbaren Schaden an der Stelle anrichtet. Wer zeltet, sollte so wenig Spuren wie möglich von seinem Aufenthalt hinterlassen.

Sorge vor deinem Aufbruch dafür, dass das Feuer vollständig erloschen ist. Ziehe zuerst die Kohlen auseinander, damit die Flammen erlöschen. Dann reichlich Wasser über die heißen Kohlen gießen. Es muss in den Boden eindringen, um sicherzustellen, dass unterirdische Wurzeln nicht schwelen (was durchaus passieren kann). Danach die Kohlen mit den Händen weiter verteilen (wenn sie noch zu heiß sind, mehr Wasser verwenden). Danach mit einem Ast die letzten Spuren des Feuers wegfegen.

TIPP: Niemals Giftsumach oder Efeu verbrennen, auch kein Holz, das mit diesen Pflanzen Berührung hatte. Schon der Rauch kann allergische Reaktionen hervorrufen.

Feuerholz

Holz ist Holz, und jedes Holz brennt? Leider nicht. Du musst nicht nur darauf achten, welche Art von Brennholz du sammelst, sondern auch verschiedene Größen zusammentragen, vom Anzündholz bis zu großen Scheiten. Und vor allem sammle reichlich Holz, bevor du dein Feuer entfachst, sonst musst du durch die Dunkelheit stapfen und Nachschub suchen.

Totholz und bereits gefällte Bäume sind trockener und leichter zu verbrennen als Bäume, die du erst fällen musst. Außerdem ist es fast überall verboten, ohne Genehmigung Bäume zu fällen. Suche am besten nach Holz, das sich in Ästen über dem Boden verfangen hat, denn Holz, das auf dem Boden liegt, enthält mehr Feuchtigkeit. In der Regel brennen Harthölzer wie Eiche am heißesten und am längsten, während Weichhölzer wie Kiefer hell und schnell brennen. Grünholz (das noch nicht getrocknet ist) raucht in der Regel mehr, als es brennt. Im Übrigen ist jedes nasse Holz ungeeignet. Verrottetes Holz brennt ebenfalls nicht.

Feuer zum Kochen sollte nur mit sauberem Holz gemacht werden. Plastik, Grillanzünder oder mit Holzschutzmittel imprägnierte Zaunpfähle geben dem Grillgut einen unangenehmen Beigeschmack, und der Rauch von giftigen Pflanzen oder Unkraut kann krank machen.

Alternativen zu Holz

- ✓ Trockenes Gras, gebündelt
- ✓ Kohlen
- ✓ Ein Paar alte Socken
- ✓ Getrockneter Viehmist
- ✓ Trockenes Torfmoos

Ein Feuer aufsetzen

Wenn du genug Zunder, Anzündholz und Feuerholz gesammelt hast, kann es losgehen. Wo keine Feuerstelle zur Verfügung steht, musst du selbst eine vorbereiten. Empfehlenswert ist ein windgeschützter Platz in reichlich Abstand zu tief hängenden Ästen und trockenem Gras. Entferne vor dem Anzünden den Bewuchs auf einer runden Fläche von etwa 1,8 Meter Durchmesser und kratze die Stelle möglichst bis auf den nackten Boden ab. Grabe dann in der Mitte des Kreises eine 15 Zentimeter tiefe Grube.

Der Anfang ist für alle Feuer gleich: ein grapefruitgroßer Ballen Zunder auf einem Bett aus dünnem Anzündholz, und das Ganze umgeben von weiterem dünnem Anzündholz. Dabei gibt es drei Formen des Aufbaus: das Tipi, die Pyramide und den Stern.

Das Tipi

Dies ist der gängigste Aufbau für Lagerfeuer und eignet sich auch für andere Feuer. Feuer brennt von Natur aus aufwärts, und der Schornstein des Tipis leitet auch den Rauch nach oben.

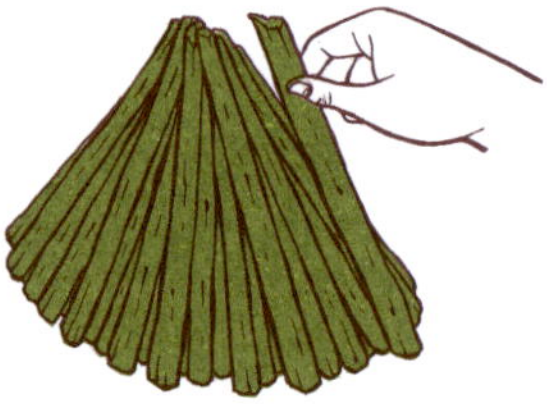

SCHRITT FÜR SCHRITT

1 In die Mitte der Grube ein Bett aus sehr dünnem Anzündholz und Zunder legen.

2 Ringsherum aus bleistiftdünnen Hölzchen dicht an dicht ein Tipi aufbauen.

3 Darum weitere Schichten aus allmählich dickerem Anzündholz legen, aber nicht dicker als dein Handgelenk. Große, schwere Holzstücke können das Tipi zu leicht zum Einsturz bringen.

4 Größere Scheite als Viereck um das Tipi legen.

5 Wenn alles aufgebaut ist, den Zunder in der Mitte anzünden.

Die Pyramide

Dieses Feuer brennt lange und eignet sich gut zum Kochen.

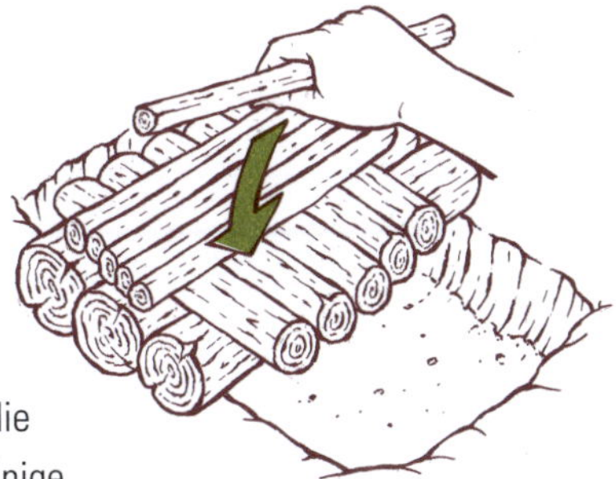

SCHRITT FÜR SCHRITT

1 Zwei bis drei dicke Scheite nebeneinander in die Feuerstelle legen. Darauf im rechten Winkel einige dünnere Scheite legen. Das ist die Basis der Pyramide.

2 Weitere Schichten darauf anordnen, dabei jede um 90 Grad drehen und allmählich immer dünneres Holz verwenden.

3 Nach etwa sechs Schichten aufhören. Dann sollte die Pyramide mit einer kleinen, geraden Plattform enden.

4 Auf dieser Plattform ein Tipi aufbauen (siehe Seite 82) und anzünden. Das Feuer brennt sich nach unten durch die Holzschichten.

Der Stern

Dies ist die traditionelle Form der amerikanischen Ureinwohner. Ein solches Feuer kann tagelang brennen und eignet sich gut für ein dauerhaftes Lager.

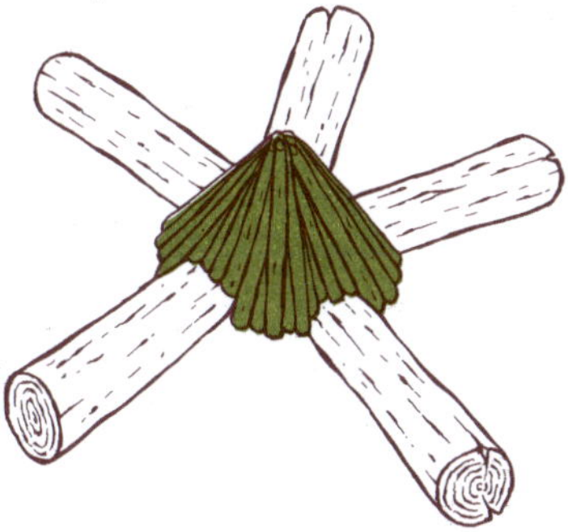

SCHRITT FÜR SCHRITT

1 Zuerst in der Mitte der Feuerstelle ein Tipi aufbauen.

2 Lange Holzscheite sternförmig direkt um das Tipi legen.

3 Wenn diese Scheite zu brennen angefangen haben, werden sie allmählich in die Mitte geschoben.

Feuer ohne Streichhölzer

Wasserfeste Streichhölzer sind der beste Freund des Wanderers. Wir empfehlen, immer mehrere Schachteln dabei zu haben. Sie sind klein und passen in jede Rucksacktasche. Lege auch einige Schachteln in dein Zelt, und lass sie einfach drin, wenn du es zusammenpackst.

Aber auch wenn unvorhergesehene Umstände eintreten – etwa wenn du ins Wasser fällst und deine Ausrüstung über einen Wasserfall stürzt –, ist noch nicht alles verloren. Du kannst dich auf altmodische Weise wärmen und trocknen, indem du deinen Feuerstein herausholst oder zwei Stöcke aneinander reibst.

Der Trick mit dem Bogen

Wenn wir vom Aneinanderreiben zweier Stöcke schreiben, meinen wir eigentlich den alten Trick mit dem Bogen. Bei dieser uralten Methode des Feuermachens erzeugt man Wärme durch Reibung, indem man einen Hartholzstab mit einem Bogen und einer Schnur in ein flaches Stück Holz bohrt. Es ist nicht einfach, aber es funktioniert, wenn man bereit ist, die richtigen Materialien zu suchen und etwas Energie in das Bohren zu stecken.

Du brauchst:

- ✓ Ein gerader Stock aus Hartholz (als Bohrer)
- ✓ Ein flaches Stück trockenes Hartholz als Brenngrund
- ✓ Junger, grüner Zweig, 45 cm lang, für den Bogen
- ✓ Seil, Schnürsenkel oder stabile Schnur
- ✓ Handgroßes Stück Hartholz zum Halten und Andrücken des Bohrers beim Drehen
- ✓ Messer
- ✓ Ein stabiles Stück Baumrinde
- ✓ Zunder

SCHRITT FÜR SCHRITT

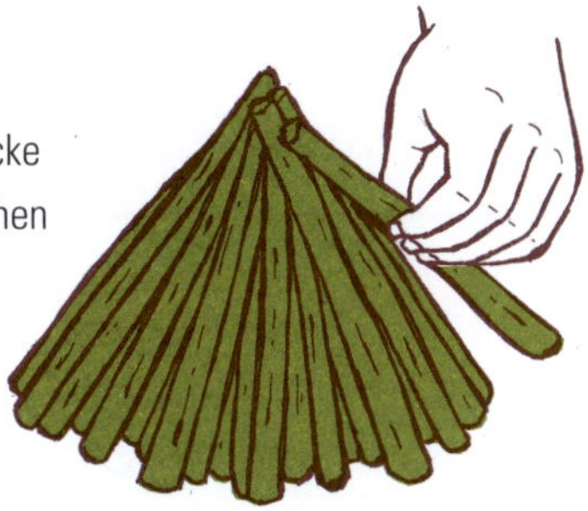

1 Zuerst ein Feuer als Tipi aufbauen, aber eine Lücke lassen, um den Zunder in der Mitte leicht erreichen zu können. Sobald Glut auf dem Brennherd entsteht, muss sie schnell auf die Feuerstelle gebracht werden.

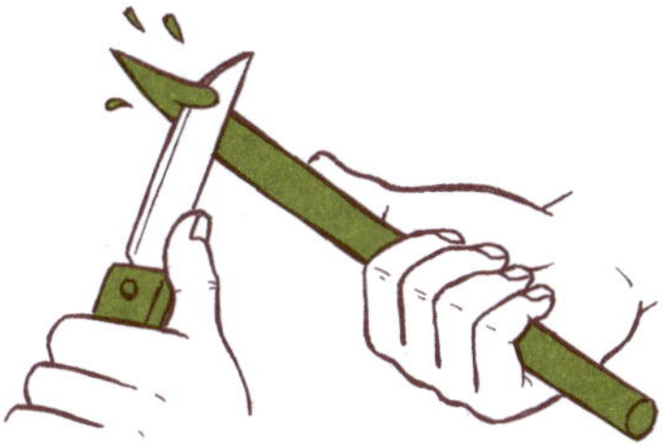

2 Ein Ende des Bohrers anspitzen, das andere Ende abrunden.

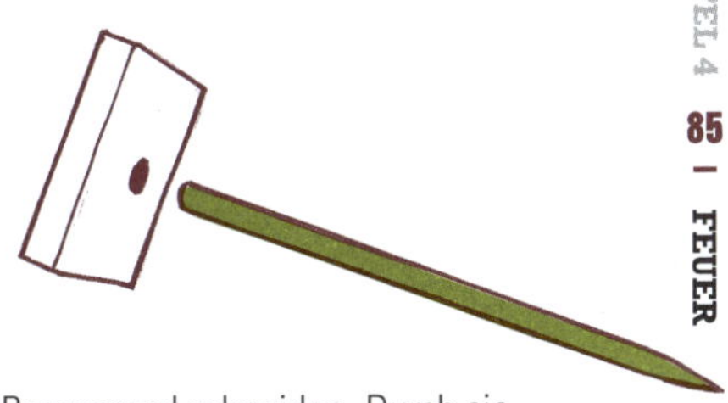

3 In die Mitte des Brenngrunds ein kleines Loch in 2,5 Zentimeter Abstand zu einer Kante bohren. Es muss so groß sein, dass das runde Ende des Bohrers hineinpasst.

4 Von der Kante aus eine dreieckige Kerbe in den Brenngrund schneiden. Durch sie sollen Asche und Glut auf den Zunder fallen.

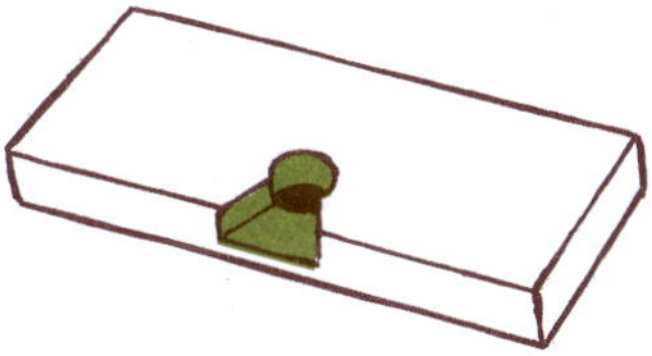

5 Mit dem handgroßen Stück Hartholz wird fester Druck auf den Bohrer ausgeübt. Damit er nicht abrutscht, ein kleines Loch in das Holzstück schneiden, in das die Spitze des Bohrers passt.

TIPP: Bohrer und Brenngrund sollten möglichst aus der gleichen Holzart bestehen.

6 Die Schnur an beide Enden des grünen Zweigs binden. Dabei sollte der Zweig sich biegen und die Schnur auf Spannung halten.

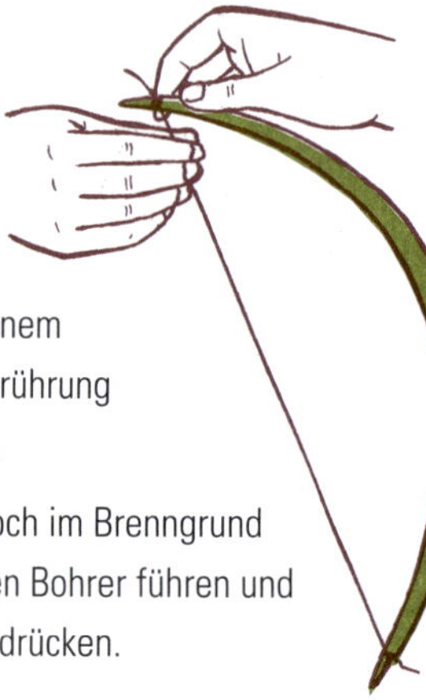

7 Den Brenngrund so auf die Erde legen, dass die eingekerbte Seite mit einem kleinen, aber stabilen Stück Rinde in Berührung kommt (hier wird die Glut aufgefangen).

8 Das stumpfe Ende des Bohrers in das Loch im Brenngrund stecken. Die Bogenschnur einmal um den Bohrer führen und mit dem Handstück fest auf den Bohrer drücken.

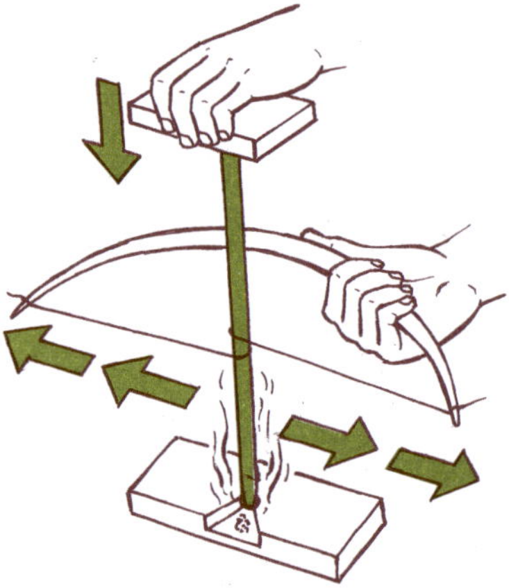

9 Sägebewegungen mit dem Bogen machen, um den Bohrer in einem nicht zu schnellen und nicht zu langsamen, gleichmäßigen Rhythmus hin und her zu bewegen. Der Bohrer muss stets in Kontakt mit dem Brenngrund sein.

10 Durch die Reibung bildet sich schließlich Rauch, und dunkelbraunes rauchendes Pulver sollte durch die Kerbe auf die Rinde fallen. Wenn Rauch aufsteigt, die Geschwindigkeit und den Druck auf den Bohrer erhöhen.

11 Sobald die Kerbe mit kräftig rauchendem Pulver gefüllt ist, den Brenngrund vorsichtig von der Rinde und dem Pulver wegnehmen. Das rauchende Pulver auf ein kleines, festes Zunderbällchen legen und blasen, bis es sich in rote Glut verwandelt. Der Zunder sollte ebenfalls Feuer fangen.

12 Den schwelenden Zunderball schnell zur Feuerstelle bringen und vorsichtig auf den Zunder im Tipi legen. Falls nötig, nochmals pusten, bis der Zunder brennt und das dünne Anzündholz Feuer fängt.

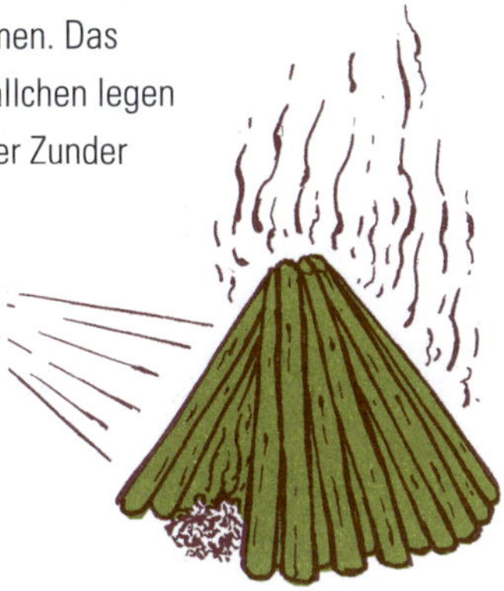

Das Feuer in Gang halten

Wenn das Feuer nun brennt, darf es nicht mehr ausgehen. Das wird jeder bestätigen, der einmal mit der Bogentechnik Feuer gemacht hat.

Damit das Feuer nicht über Nacht ausbrennt, kann man die heiße Kohle mit Asche bedecken. Aber nicht unter einem Meter Asche begraben, sondern nur so viel darauf häufen, dass man nichts mehr glühen sieht.

Nützlich beim Anzünden ist auch ein Windschutz, der auch als Hitzereflektor dienen kann. Diese groben Wände können aus unterarmdicken Aststücken gebaut werden, die an zwei vertikalen Streben befestigt werden und schräg neben dem Feuer aufgestellt werden. In kalten Nächten kann die dem Feuer zugewandte Oberfläche des Windschutzes die Wärme des Feuers auf dein Biwak oder Zelt lenken. Bei sehr windigem und kaltem Wetter kannst du eine L-förmige Feuerwand bauen, um den Schutz zu erhöhen und viel Wärme zu reflektieren.

Ein Windschutz kann auch aus gestapelten Steinen gebaut werden. Selbst die flache Grube, die du vor dem Anzünden des Feuers ausgehoben hast, schützt den heißen Kern vor direktem Wind, was das Feuer effizienter macht und verhindert, dass das gesamte Brennholz schon vor dem Mittagessen verheizt wird.

Feuer machen bei Nässe und Kälte

Wenn es draußen besonders kalt ist, schneit oder regnet, ist ein knisterndes Lagerfeuer besonders willkommen, um die Kälte aus den Knochen zu vertreiben. Leider ist es wirklich schwierig, bei Schnee oder strömendem Regen ein Feuer zu machen. Aber es ist möglich. So wird es gemacht:

Plattform

Bei wenig Schnee oder Eis auf dem Boden kann man eine doppelte Plattform aus unterarmdicken Stücken von frischem Holz aufbauen. Zuerst mehrere Stücke parallel legen, darauf eine zweite Schicht rechtwinklig zur ersten. So kommt das Feuer schneller in Gang als auf dem kalten, feuchten Boden.

Erhöhtes Feuer

Wenn der Boden sehr nass ist, kannst du ein erhöhtes Feuer bauen. Dazu vier Stöcke in den Boden rammen und zwischen den Ecken vier weitere Stöcke verzurren, um eine viereckige Basis zu erhalten. Darauf eine Schicht unterarmdicker Holzstücke legen, die einen flachen Untergrund bilden. Auch sie sollten aus Frischholz bestehen, damit sie nicht verbrennen. Zusätzlich ist ratsam, eine dicke Schicht Erde oder Lehm darauf zu verteilen und erst darauf das Feuer aufzubauen.

Feuer im Regen

Die beste Lösung ist, ein provisorisches Dach über der Feuerstelle zu bauen. Wähle für dein Feuer eine Stelle neben einem Baumstumpf oder großen Felsen, an dem du das behelfsmäßige Dach für dein Feuer abstützen kannst. Denkbar ist auch ein Regenponcho, der von Stöcken gehalten wird, allerdings wirst du dann beim Anzünden des Feuers nass. Die beste Möglichkeit ist es, große Rindenstücke zu finden und mit vier Eckpfeilern aus Stöcken ein kleines Dach zu bauen. Auf diese Weise braucht man sich keine Sorgen zu machen, wenn das Dach selbst Feuer fängt.

Signalfeuer

Wenn du dich verirrt hast, kann ein Feuer eine gute Möglichkeit sein, auf dich aufmerksam zu machen. Bei Tageslicht ist der Rauch meilenweit zu sehen, und Flugzeuge können ein Feuer besser erkennen als eine Person, die verzweifelt mit den Armen fuchtelt. In der Nacht kann ein Feuer die einzige Möglichkeit sein, potenziellen Rettern ein Signal zu geben.

Signalfeuer aufsetzen

Wenn du dich nicht verirrt hast, willst du natürlich nicht, dass alle Parkwächter zu deinem gemütlichen Lagerfeuer stürmen. Darum werden Signalfeuer immer als Dreiergruppe entfacht. So musst du vorgehen:

SCHRITT FÜR SCHRITT

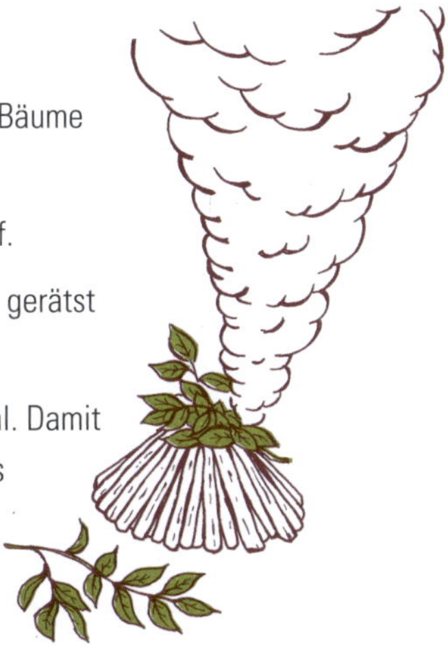

1 Wenn du im Wald bist, suche eine Lichtung, damit Bäume nicht die Sicht auf das Feuer behindern.

2 Baue in Abständen von 3 Metern drei Tipi-Feuer auf.

3 Benutze eins davon als Lagerfeuer. Wenn du in Not gerätst und Hilfe rufen musst, sollte es schnell gehen.

4 Drei Rauchsäulen sind ein internationales Notsignal. Damit reichlich Rauch entsteht, baue dein inneres Tipi aus trockenem Anzündholz, aber lege darauf grünes oder frisch geschlagenes Holz, das viel Feuchtigkeit enthält.

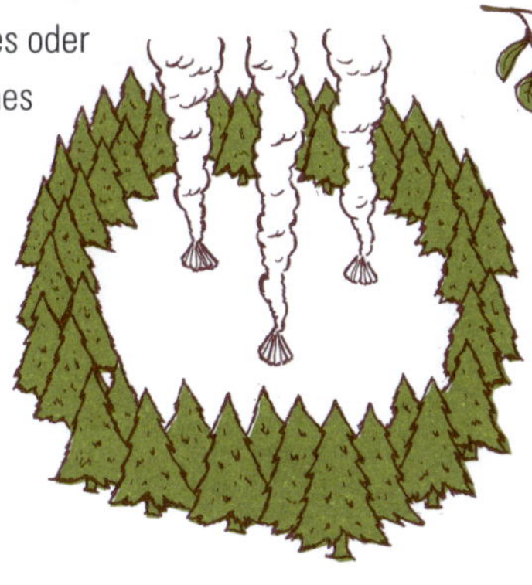

KAPITEL 5

Nahrung

Betrachte deinen Körper als Ofen und Nahrung als Brennstoff. Das gilt ganz besonders, wenn du in der Wildnis unterwegs bist, denn die Beschaffung dieses Brennstoffs kann manchmal mit einer Menge Arbeit verbunden sein. In der Stadt aus Stahl und Beton kannst du essen, was und wann du willst. In der Wildnis sieht es ganz anders aus. Da kannst du es dir nicht bequem machen und wählen, was auf der Tageskarte steht. Du musst aktiv mitbestimmen, was und wann du isst. Und wenn du nicht losziehst, um dir etwas zu beschaffen, könntest du im schlimmsten Fall verhungern.

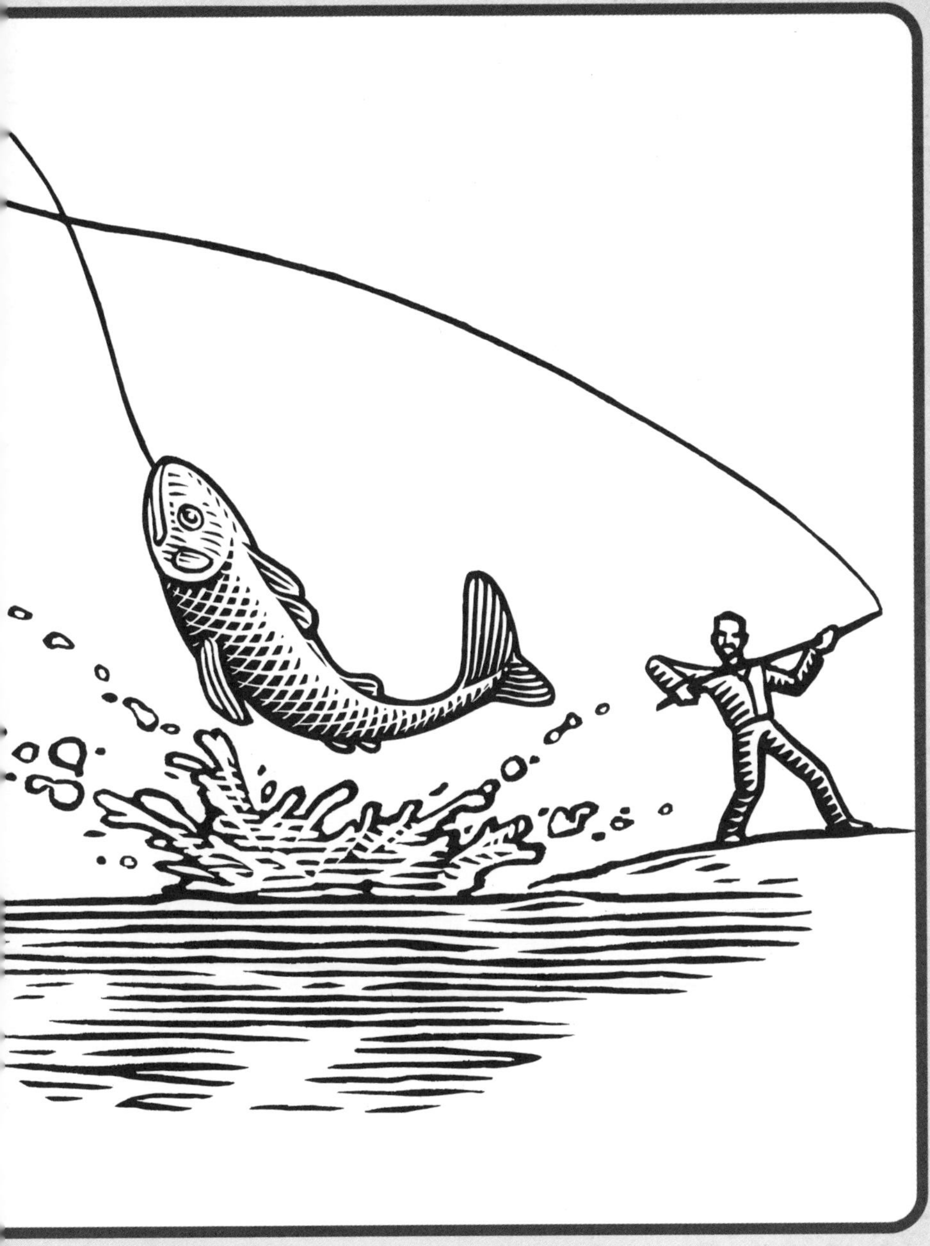

Jagen und sammeln

Das Wichtigste ist, dass du dir über die verschiedenen Aufgaben im Klaren bist, die du in der Natur zu bewältigen hast. Es gibt niemanden, der dich mit Mahlzeiten versorgt. Du musst sowohl Metzger als auch Koch sein. Du musst Pflanzen sammeln, und wenn du Fleisch essen willst, musst du selbst Fische oder Tiere erlegen.

Die Rolle des Jägers und Metzgers dürfte den meisten Menschen unheimlich sein. Das ist in Ordnung. Nicht jeder bringt es übers Herz, die dicke Spinne in der Dusche zu töten. Wie soll man dann ein Kaninchen fangen und für das Abendessen häuten? Aber wenn man längere Zeit in der Wildnis unterwegs ist, passiert etwas Seltsames: Man kann nur eine begrenzte Zeit ohne Treibstoff auskommen. Irgendwann verwandelt sich selbst der friedfertigste Geist in einen Höhlenmenschen mit unbändigem Appetit auf Fleisch. Das ist normalerweise der Punkt, an dem man verzweifelt ein paar Stöcke für eine Schlinge schnitzt und dann hinter einem nahe gelegenen Baum darauf wartet, dass endlich ein Hase vorbeikommt.

Vegetarier kommen auf ihre Kosten, denn in der Wildnis gibt es nicht nur Fleisch. Die Auswahl an schmackhaftem Grünzeug ist groß, und im Gegensatz zu den Tieren des Waldes laufen die Pflanzen nicht weg und wehren sich auch nicht. Außerdem spart man viel Zeit, denn man muss nicht stundenlang versuchen, einen Fisch an den Haken zu locken, sondern kann sich einfach bücken und das Abendessen pflücken oder ausgraben. Junge Triebe, Beeren, Früchte und die Wurzeln vieler verschiedener Pflanzen sind essbar und schmecken gar nicht so schlecht.

Die Auswahl ist auch nicht auf Salat und rohes Fleisch begrenzt. Wer sich mit dem Feuermachen auskennt, kann eine überraschende Vielfalt an Gerichten zaubern.

Nährstoffe und Kalorien

Grundsätzlich ist eine ausgewogene und abwechslungsreiche Ernährung wichtig für die Gesundheit, und in der Wildnis kann sie überlebenswichtig sein. Auch Camper und Outdoorfans brauchen eine gute Mischung aus Kohlenhydraten, Proteinen, Fetten, Vitaminen und Mineralien.

Ob beim Lesen der Morgenzeitung oder beim Holzhacken – unser Körper verbrennt ständig Energie, die in Kalorien gemessen wird. Jeder Mensch hat einen anderen Stoffwechsel, aber immer besteht ein Zusammenhang zwischen Kalorienverbrauch und Aktivität. Auch Klima, Geschlecht und Alter spielen eine Rolle. Wenn du den ganzen Tag im Bett liegst und fernsiehst, verbrennst du etwa 2000 Kalorien (genauer: Kilokalorien, kcal) pro Tag, beim Wandern sind es deutlich mehr. Im Allgemeinen liegt der durchschnittliche Energieverbrauch eines halbwegs aktiven Mannes im Alter von 18 bis 35 Jahren zwischen 2000 und 3500 Kalorien pro Tag. In der Natur steigt der Kalorienbedarf mit zunehmender Anstrengung. Wer in einer kälteren Umgebung, z. B. im Himalaja, wandert, benötigt wesentlich mehr Energie pro Tag als jemand, der in einer wärmeren Region unterwegs ist. Frauen verbrauchen in der Regel weniger Kalorien als Männer, und mit zunehmendem Alter verlangsamt sich der Stoffwechsel, sodass auch der Energiebedarf abnimmt.

Es ist also wichtig, dass du deine Verpflegung planst und kalorienreiche Lebensmittel einpackst, die dir reichlich Energie spenden. Dabei ist einiges zu beachten.

★ **Dauer des Ausflugs** Wie lange willst du in der Wildnis unterwegs sein?

★ **Aktivität** Wie anstrengend wird dein Ausflug sein?

★ **Gewicht** Wie viel Gewicht kannst du im Rucksack tragen? Das ist ein wichtiges Kriterium dafür, was du einpackst.

★ **Kochen** Kannst du dir Mahlzeiten auf einem Feuer zubereiten?

Mitgebrachte Verpflegung

Für die Outdoor-Verpflegung eignen sich neben Konserven und getrockneten Lebensmitteln auch frische. Experimente sind aber nicht angebracht. Nimm nur mit, was du wirklich gern isst.

Konserven

Hier ist die Auswahl groß: von einfach zuzubereitenden Hauptmahlzeiten wie Würstchen und Bohnen oder einem deftigen Eintopf bis hin zu Obst im eigenen Saft oder Gemüse in Wasser. Die meisten Konserven können notfalls auch kalt gegessen werden. Ihr größter Nachteil ist ihr Gewicht.

TIPP: Um das Gewicht ein wenig zu verringern, kannst du Lebensmittel aus Dosen und Gläsern in leichte, eventuell faltbare Plastikbehälter umfüllen. Dadurch lässt sich viel Gewicht sparen, allerdings verderben umgepackte Lebensmittel schneller.

Frische Lebensmittel

Es kann nicht schaden, frisches Obst, Gemüse oder sogar ein Stück Fleisch mitzunehmen. Der größte Nachteil ist, dass sie in der Wildnis schnell verderben. Darum müssen sie zuerst verbraucht werden.

Trockene Lebensmittel

In den letzten Jahren ist die Auswahl der getrockneten und gefriergetrockneten Gerichte für Rucksackurlauber enorm gewachsen. Das Angebot reicht von Bio-Risotto mit Waldpilzen und Spargel bis hin zu Pad Thai, von Gulasch bis zu Burgern. Die Päckchen sind klein und leicht, was praktisch ist. Allerdings ist wichtig, die Einweichzeit genau einzuhalten. Andernfalls können die Gerichte Wasser aus dem Körper absorbieren, was die Gefahr einer Dehydrierung erhöht.

Kochbeutel

Auch zubereitete Nahrungsmittel in Kochbeuteln gibt es in großer Auswahl. Die Zubereitung ist simpel, und es fällt kaum Abwasch an. Einfach Wasser zum Kochen bringen, den Beutel hineinlegen, und zehn Minuten später gibt es Hähnchen Tandoori. Mit dem übrig gebliebenen abgekochten Wasser kannst du dir einen heißen Kakao machen (oder einen Grog, falls du Rum und Zucker dabei hast). Ein Nachteil sind die Beutel selbst, die leicht durchstoßen werden können. Wer sie mitnehmen will, sollte sie in einen festen Behälter verpacken.

Schnelles für unterwegs

Ob du unterwegs Hunger bekommst oder die Zeit überbrücken musst, bis bei Wind und Wetter eine Mahlzeit gekocht ist: Nahrhafte Snacks gehören ins Gepäck. Manche eignen sich sogar als Dessert. Leichte, kalorienreiche Lebensmittel, die keine Zubereitung erfordern, können den richtigen Energieschub geben, den du brauchst, um die letzten Kilometer bis zum Lager zu bewältigen. Empfehlenswert sind:

★ **Studentenfutter** Neuerdings auch »Trail Mix« genannt. Die Basismischung aus Rosinen und Erdnüssen kann nach Belieben aufgepeppt werden. Mandeln und Cashews liefern wertvolle Fette, und Trockenfrüchte wie Ananas oder Aprikosen sind reich an Vitaminen. Wer es süß mag, kann noch Schoko-Chips untermischen.

★ **Fischkonserven** Sardinen in Öl oder Thunfisch im eigenen Saft sind gute Proteinquellen.

★ **Cracker** Man braucht auch etwas zu den Sardinen, oder? Cracker und Knäckebrot enthalten wichtige Kohlenhydrate und haben gegenüber normalem Brot den Vorteil, dass sie nicht gefrieren.

★ **Haltbares Fleisch** Geeignet sind Jerky (erhältlich mit verschiedenen Gewürzen) oder eine richtig trockene Salami. Beide wiegen nicht viel.

★ **Energieriegel** Sehr praktisch für den kleinen Hunger zwischendurch.

Kochen auf offenem Feuer

Das Kochen auf offenem Feuer gehört zu einem echten Wildnis-Abenteuer. Es gibt verschiedene Methoden.

Am Spieß

Das ist das einfachste Verfahren. Suche dir einen schönen jungen Zweig und stecke ihn durch einen Fisch, ein Kaninchen oder einen kleinen Vogel – immer vom Schwanzende zum Kopf. Halte das Fleisch über das Feuer und drehe es dabei, damit es gleichmäßig gart. Fisch ist gar, wenn die Haut schuppig wird.

In einem Topf

Diese Methode wird benutzt, um etwas – vielleicht ein Kaninchen – mit Gemüse oder anderen Geschmackszutaten zu kochen. Dafür brauchst du einen Topf mit Henkel, und du musst ein Gestell bauen, an dem der Topf mit Wasser und Fleisch in einer bestimmten Höhe über dem Feuer aufgehängt wird. Dann brauchst du nur noch zu warten, bis dein Abendessen fertig ist.

Ein Kochgestell bauen

Du brauchst:

- ✓ Einen Kochtopf mit Henkel
- ✓ Einen Stein
- ✓ Zwei lange, stabile Äste/Zweige
- ✓ Zwei Astgabeln

SCHRITT FÜR SCHRITT

1 Ein nicht zu kleines Feuer herunterbrennen lassen, bis eine schöne Glut entsteht.

2 Rechts und links vom Feuer die beiden Astgabeln eingraben oder mit einem Stein in den Boden hämmern.

3 Den gefüllten Topf an einen stabilen Zweig hängen, dann den Zweig in die Astgabeln legen.

4 Der zweite stabile Zweig wird benutzt, um den Topf an die richtige Position über dem Feuer zu schieben.

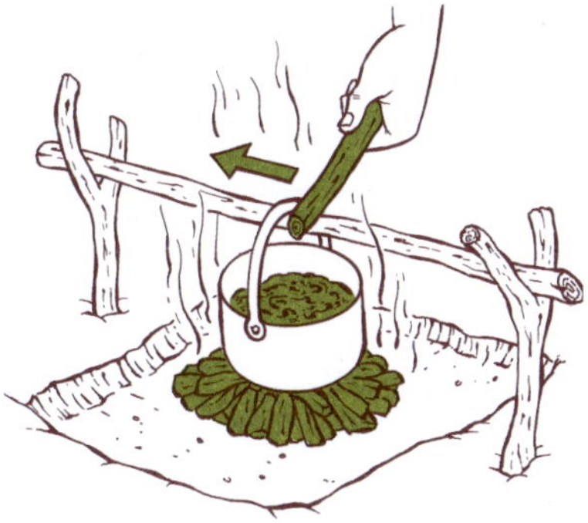

Rösten

Auch diese Methode ist bei Campern beliebt. Wie beim Kochen wird ein Gestell benötigt. Allerdings wird kein Topf an den Zweig gehängt. Stattdessen wird der Zweig durch ein erlegtes Tier gesteckt. Der Zweig muss so dick sein, dass er das Gewicht der Beute tragen kann.

TIPP: Wenn du einen kurzen Stock mit Schnur T-förmig ans Ende des langen Zweigs (des Bratspießes) bindest, bekommst du einen praktischen Griff, mit dem du deinen Braten über dem Feuer drehen kannst.

Fisch in Schlamm garen

Wenn dir die Alufolie ausgeht, solltest du diese Methode probieren. Zuerst ein Feuer anzünden, dann einige große grüne Blätter sammeln. Die Blätter überlappend ausbreiten und den Fisch in die Mitte legen. Den Fisch fest in die Blätter wickeln. Danach das Ganze mit einer dicken Schicht Schlamm umhüllen. Wenn das Feuer heruntergebrannt ist, kannst du dein Schlammpaket auf die Glut legen. Dann musst du auf dem Fisch ein kleines Feuer entfachen. Lege eine dicke Schicht aus trockenem Reisig und dünneren Scheiten auf den Fisch und zünde sie an. Wenn das Feuer heruntergebrannt ist – nach etwa einer Stunde – ist der Schlamm hart. Dann kannst du den umhüllten Fisch aus der Glut nehmen, die Schlammkruste aufbrechen und den saftigen Fisch im Inneren genießen.

Der Yukon-Ofen

Ein Yukon-Ofen ist eine Art Schornstein, der über ein Feuer gebaut wird. Er spendet wohlige Wärme, und du kannst ihn benutzen, um feuchtes Holz zu trocknen oder ein Abendessen zu kochen. Der Bau macht etwas Mühe, aber wenn der Ofen einmal steht, ist er recht haltbar und kann fast alles verbrennen.

Du brauchst:

- ✓ Schaufel
- ✓ Steine in verschiedenen Größen
- ✓ Feuerholz
- ✓ Schlamm, Lehm oder Erde

SCHRITT FÜR SCHRITT

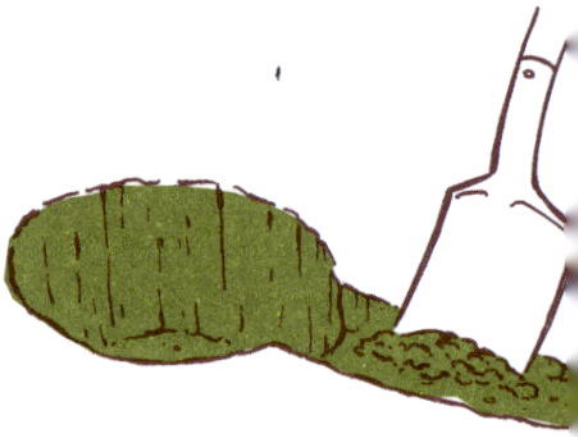

1 Zuerst mit der Schaufel eine Grube von etwa 30 Zentimeter Tiefe und 30 Zentimeter Durchmesser ausheben.

2 Direkt im Anschluss an die Grube einen Kanal graben. Er muss groß genug sein, um Feuerholz in die Grube zu schieben.

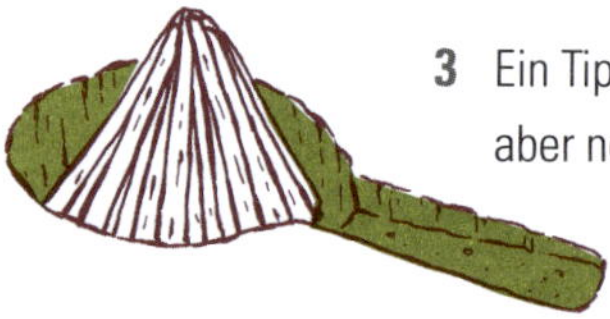

3 Ein Tipi-Feuer aufsetzen (siehe Seite 82), aber noch nicht anzünden.

4 Jetzt um die Grube mit den größeren Steinen einen Kreis legen, dabei den Kanal mit einem großen Stein überbrücken. Anschließend weitere Kreise aus Steinen auflegen, die immer kleiner werden, sodass eine Kegelform entsteht.

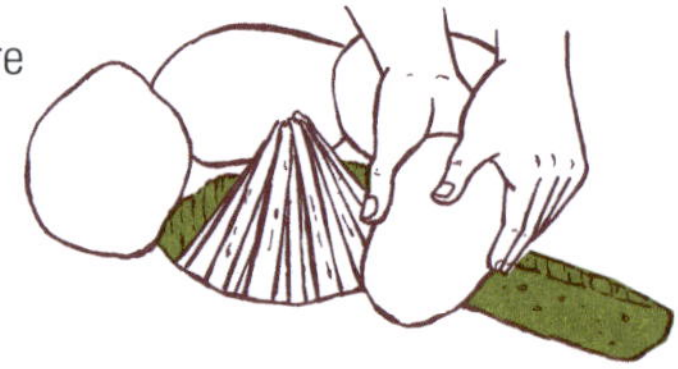

5 Ganz oben die Kreise wieder etwas erweitern, sodass eine leicht trichterförmige Öffnung entsteht.

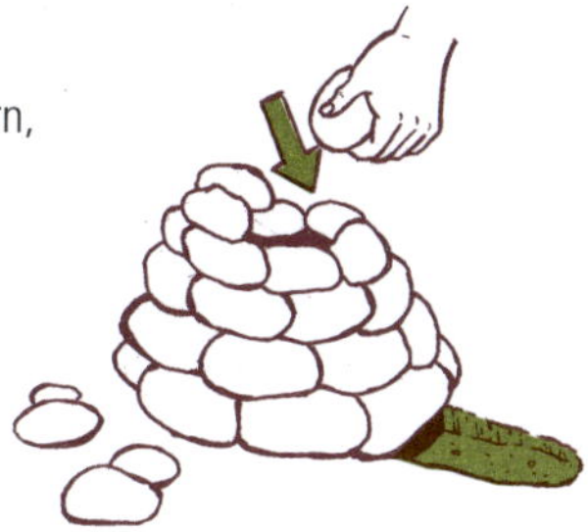

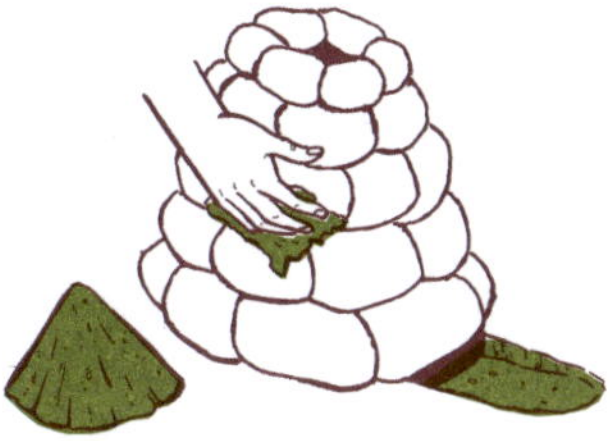

6 Wenn der Kegel fertig ist, alle Lücken mit Schlamm oder Lehm zumachen. Aushärten lassen, um die Wände luftdicht zu verschließen.

7 Etwas Zunder oder einen kleinen Zweig anzünden und durch den Kanal schieben, um das Tipi in Brand zu setzen.

8 Wenn das Feuer brennt, heizt sich der gesamte Ofen auf. Du kannst die Temperatur steuern, indem du die Öffnung am oberen Ende des Trichters regulierst. Brennholz kannst du vorsichtig durch den Kanal nachschieben oder durch die obere Öffnung ins Feuer werfen.

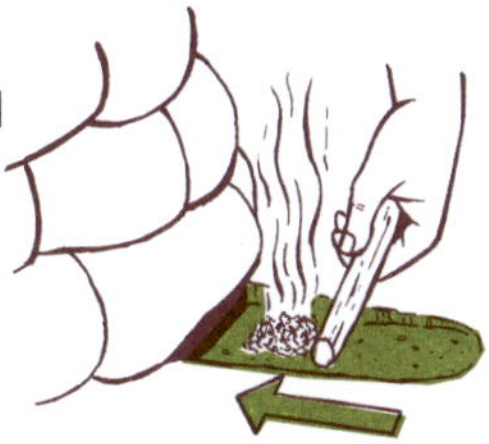

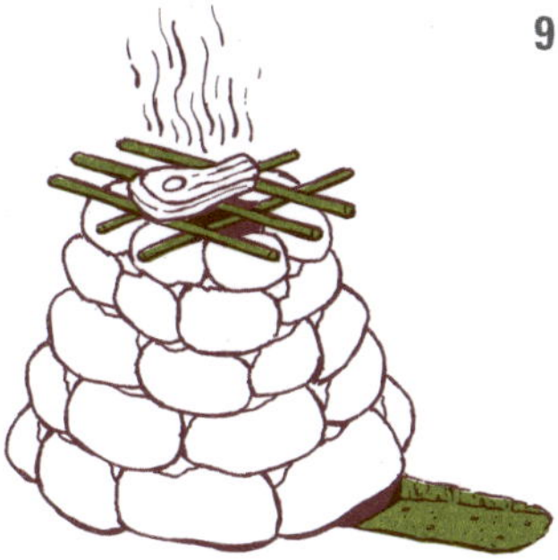

9 Zum Kochen auf dem Yukon-Ofen gibt es mehrere Möglichkeiten. Du kannst einen Rost auf die Öffnung legen, um ein Steak zu grillen, oder aufgespießtes Fleisch über die Öffnung hängen. Wenn das Feuer heruntergebrannt ist, kannst du auch ein Stück Fleisch in Alufolie durch den Kanal schieben und im eigenen Saft garen.

Essen aus der Wildnis

Wenn man kurz nach Sonnenaufgang das letzte Essen verzehrt hat, ist die Vorstellung, auf der Suche nach Nahrung durch den Wald zu stapfen nicht gerade erbaulich. Dabei steckt in jedem von uns ein Jäger und Sammler. Die meisten von uns wissen nur nicht, wie oder wo sie anfangen sollen.

Wer Pflanzen sammeln will, muss genau wissen, welche Gewächse essbar und welche giftig sind. Was für den Laien wie Brunnenkresse aussieht, kann womöglich schwere Bauchschmerzen oder Schlimmeres verursachen. Wenn es um Tiere geht, ist die Jagd oft nicht so aufregend, wie manche Leute behaupten, sondern es kann Tage dauern, bis man etwas erlegt hat. Und dann soll man das Tier noch ausnehmen, häuten und zerlegen. Und was die anderen Gaben der Natur betrifft: Wer will schon Heuschrecken und Eidechsen essen? Es können aber Situationen eintreten, in denen man keine andere Wahl hat.

Essbare Tiere

★ **Wirbellose/Insekten** Schnecken, Nacktschnecken und Würmer sind eine großartige Proteinquelle. Vom Kopf zum Schwanzende ausquetschen, dann braten oder rösten. Termiten, Heuschrecken, Käfer und Engerlinge sind ebenfalls gute Proteinlieferanten und schmecken gebraten gar nicht so schlecht.

★ **Amphibien** Salamander, Molche und Frösche sind gebraten oder gegrillt natürlich viel appetitlicher.

★ **Reptilien** Eidechsen schmecken gegrillt ganz gut, allerdings muss man für eine sättigende Mahlzeit eine ganze Menge fangen.

★ **Vögel** Alle Vögel sind essbar. Enten, Gänse und Wachteln gart man am besten langsam über dem Feuer. Die Eier nicht vergessen!

★ **Säugetiere** Rehe, Kaninchen und Wildschweine zählen zu den Favoriten von Wildnis-Abenteurern.

★ **Fisch** Köstlich gegrillt oder in Lehm gebacken.

Nicht essbare Tiere

- ★ **Wirbellose/Insekten** Meide bunte Tiere, Spinnen, Zecken, Fliegen, Raupen und generell alles, was zu haarig ist oder beißen oder stechen kann.
- ★ **Amphibien** Kröten können giftige Sekrete erzeugen. Auch leuchtend gefärbte Frösche mit einem Kreuz auf dem Rücken sind giftig.
- ★ **Reptilien** Finger weg von Schlangen. Sie sind schwer zu fangen, und manche sind giftig.
- ★ **Säugetiere** Keine Aasfresser wie Waschbären oder Opossums verzehren.

Die Salatbar der Natur

Keine Angst, wenn dir unterwegs die Verpflegung ausgeht. Mutter Natur sorgt für ihre Bewohner. Bäume und andere Pflanzen können auch über einen längeren Zeitraum die Ernährung sichern.

ESSBAR ODER GIFTIG?

Wenn du über eine Pflanze stolperst, die dem Rucola ähnlich sieht, iss dich nicht gleich satt. Prüfe zuerst, ob die Pflanze wirklich essbar ist. Dabei ist wichtig, dass du immer nur einen Teil der Pflanze testest und für die Dauer des Tests nichts anderes zu dir nimmst.

SCHRITT FÜR SCHRITT

1. **Geruch** Ein Blatt zerdrücken. Wenn es nach Pfirsich oder Mandel riecht: Finger weg!
2. **Hautkontakt** Ein zerdrücktes Blatt 10 Minuten auf die Innenseite des Unterarms halten. Stellt sich eine Reaktion ein (z. B. Brennen oder Ausschlag), nicht essen!
3. **Mundkontakt** Ein kleines Stück des Blatts einige Minuten auf die Zunge legen. Wenn nichts passiert, das Blatt kauen, aber nicht schlucken, und 15 Minuten im Mund behalten. Keine Reaktion? Weiter mit dem nächsten Test.
4. **Schlucken** Das gekaute Blatt schlucken und 5 Stunden beobachten, ob eine unangenehme Reaktion eintritt. Wenn nicht, sind die Blätter der Pflanze essbar.

Essbare Pflanzen

★ **Akazie** *(Acacia)* Baum mit stacheligen Ästen und kleinen zusammengesetzten Blättern. Triebe und Blätter sind nach dem Kochen essbar, die Samen können geröstet werden. Die Wurzeln können als Wasserquelle angezapft werden.

★ **Brombeeren** *(Rubus)* Dunkelrote bis schwarze Früchte, Vorsicht vor den stacheligen Trieben. Waschen und roh essen. Aber Vorsicht: Brombeeren wuchern aggressiv und werden manchmal mit Herbiziden gespritzt.

★ **Adlerfarn** *(Pteridium aquilinum)* Großes Blatt, wächst in Büscheln. Die jungen Triebe können gekocht werden. Die Wurzeln können geröstet werden.

★ **Rohrkolben** *(Typha)* Lange, schmale Blätter und röhrenförmige Blütenstände. Blätter oder Rhizom (Wurzelstock) kochen.

★ **Wegwarte** *(Cichorium intybus)* Alle Teile sind essbar, von den jungen Blättern bis zur Wurzel. Hervorragender Ersatz für Kaffee – einfach die Wurzeln braun rösten, zu Pulver zermahlen und aufbrühen.

★ **Löwenzahn** *(Taraxacum)* Lange, gezackte Blätter. Junge Blätter sind roh genießbar. Die Wurzel kann gekocht werden.

★ **Sauerampfer** *(Rumex acetosa)* Längliche Blätter, kleine rot-grüne Blüten. Die Blätter können roh gegessen werden, aber auch gekocht werden.

★ **Wacholder** *(Juniperus communis)* Kleine Beeren, die blauschwarz werden, wenn sie reif sind. Waschen und roh essen.

★ **Eiche** *(Quercus)* Eicheln schälen, einen Tag wässern (wegen des hohen Gerbstoffgehalts), kochen, dann rösten und essen.

★ **Fuchsschwanz** *(Amaranthus)* Blätter ähneln Basilikum. Blätter und Stängel wie Spinat kochen. Junge Triebe können roh verzehrt werden.

★ **Schlüsselblume** *(Primula)* Runzlige Blätter, Blüten mit fünf Kronblättern. Die Blätter kann man kochen und essen.

★ **Walnuss** *(Juglans)* Die Nüsse roh verzehren oder rösten.

Nicht essbare Pflanzen

- **Schwarze Tollkirsche** *(Atropa bella-donna)* Stark giftig, je nach Menge tödlich. Mattgrüne Blätter und violette glockenförmige Blüten mit schwarz glänzenden Beeren.
- **Hahnenfuß** *(Ranunculus)* Gelbe Blüten mit fünf glänzenden, überlappenden Kronblättern.
- **Jochlilie** *(Zigadenus)* Lange Blätter und weißliche Blüten. Zu finden nur im Südosten der USA.
- **Fingerhut** *(Digitalis)* Typische glockenförmige Blüten in Weiß, Rosa, Gelb oder Violett.
- **Pilze** Wenn du dir nicht hundertprozentig sicher bist, solltest du Pilze lieber nicht essen. Es gibt zu viele stark giftige Arten, die essbaren Pilzen zum Verwechseln ähnlich sehen. Einige davon sind sogar tödlich – die isst man nur einmal …
- **Gefleckter Schierling** *(Conium maculatum)* Weiße schirmförmige Blütenstände.
- **Wandelröschen** *(Lantana camara)* Kleiner Strauch mit Früchten, die wie Brombeeren aussehen.
- **Lupine** *(Lupinus)* Sternförmige Blätter und Blüten in Rosa, Weiß oder Violett.
- **Oleander** *(Nerium oleander)* Strauch mit schmalen Blättern und Blüten in Rosa, Weiß oder Rot.
- **Giftsumach** *(Toxicodendron)* Nicht anfassen! Verschiedene Farben, je nach Jahreszeit von Rot bis Grün.

TIPP: Es gibt zwar mehr essbare als giftige Pflanzen, dennoch sollte man bei der Suche nach Pflanzen in der freien Natur ein gewisses Maß an Vorsicht walten lassen. Wenn auch nur ein Teil einer Pflanze giftig ist, sind es die restlichen wahrscheinlich auch. Meide vor allem Pflanzen mit feinen Haaren oder Dornen und solche, die einen milchig-weißen Saft haben.

Fischen

»Gib einem Mann einen Fisch und du ernährst ihn für einen Tag, lehre ihn fischen und du ernährst ihn für ein ganzes Leben.« Fisch ist ein ideales Nahrungsmittel für Wildnis-Abenteurer. Er ist reich an Proteinen und wichtigen Vitaminen und Fetten und schmeckt gut. Nur das Fangen erfordert Geschick und Geduld.

Angeln

Zum Angeln braucht man eine Rute, eine Rolle, etwas Angelgerät und eine gute Portion Glück. Wenn du nichts von alledem hast, brauchst du nicht zu verzweifeln.
Als Rute genügt ein stabiler Zweig, ungefähr in deiner Körperlänge oder etwas länger. Mach einen Biegetest, um sicherzugehen, dass er auch einen dicken Fisch trägt. Wenn du eine Schnur oder ein Seil in deinem Rucksack hast, nimm es mit. Wenn nicht, sieh dir die Seiten 25–27 an und mach dir eins. Fertige dann einen Haken und einen Schwimmer an und besorge einen Köder.

HAKEN

Geeignet sind:

- ✓ Nägel
- ✓ Sicherheitsnadeln
- ✓ Draht
- ✓ Schlüsselring, Schnalle vom Rucksack
- ✓ Dünner Zweig mit Dornen

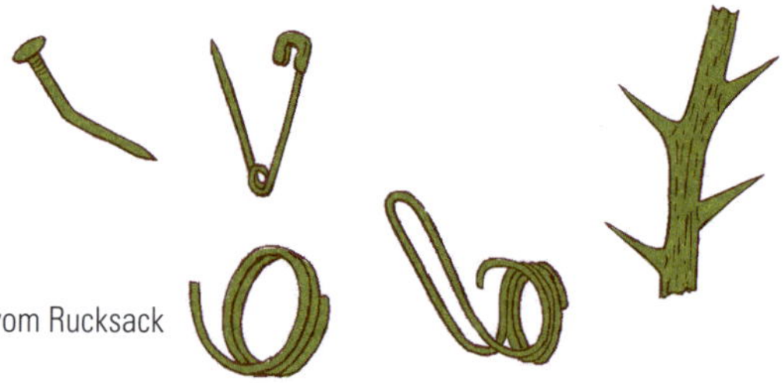

Biege dein Hilfsmittel einfach zu einem Haken. Wenn du einen Zweig benutzt, sollte er lange Stacheln oder Dornen haben (Brombeere). Schneide ein fingerlanges Stück ab und schneide ins obere Ende eine Kerbe, um deine Schnur festzuknoten.

SCHWIMMER

Ein Schwimmer zeigt an, wenn ein Fisch angebissen hat, und er hält deinen Haken in der gewünschten Tiefe. Wie der Name schon verrät, kann man ihn aus allem herstellen, was schwimmt.

Geeignet sind:

- ✓ Kork
- ✓ Baumrinde
- ✓ Nussschalen
- ✓ Beeren in leuchtenden Farben

Einfach die Schnur durch die Mitte des Schwimmers fädeln und unten genug Schnur lassen, damit der Haken in der gewünschten Tiefe baumeln kann. Oberhalb und unterhalb des Schwimmers Knoten in die Schnur binden, um ihn zu fixieren.

KÖDER

Am besten ist es, wenn du einen Wurm findest. Aber du kannst auch mit anderen Mitteln Fische zu deinem Haken locken.

Geeignet sind:

- ✓ Insekten, Engerlinge, Grashüpfer
- ✓ Beeren
- ✓ Brot
- ✓ Käse
- ✓ Nudeln
- ✓ Maiskörner

Beobachte deine Umgebung genau. In den meisten Fällen ernähren sich die Fische von den Insekten und der Vegetation ihres unmittelbaren Lebensraums. Wenn du als Köder etwas verwendest, an das sie gewöhnt sind, hast du viel bessere Chancen, einen Fisch zum Abendessen an Land zu ziehen.

Aufspießen

Diese Methode ist körperlich anstrengender als das Angeln. Das Wasser sollte etwa knietief sein. Achte auch darauf, dass die Fische, auf die du es abgesehen hast, groß genug sind, um deinen Aufwand zu rechtfertigen.

Ein Speer ist relativ leicht aufzutreiben, es sei denn, du bist in einer Wüste unterwegs – aber wo will man da schon fischen? Suche einfach einen langen, stabilen Zweig und schneide ein Ende spitz zu. Der Speer muss länger sein als die Wassertiefe, in der du Beute machen willst. Dann kannst du an die Arbeit gehen.

SO WIRD ES GEMACHT

1 Lass die Speerspitze vom Ufer aus langsam in das Wasser gleiten, in dem du Fische vermutest. Die Spitze muss dabei immer im Wasser bleiben, damit der erste Stoß schneller erfolgt und Spritzer vermieden werden, die deine Fische verscheuchen könnten.

2 Bedenke, dass das Wasser das Licht bricht. Wenn du also eine Forelle in der Nähe eines Felsens entdeckst, musst du wahrscheinlich etwas tiefer ins Wasser zielen, um sie tatsächlich zu erwischen.

3 Wenn du den Fisch gefangen hast, versuche nicht, ihn mit dem Speer herauszuziehen – er könnte sich losreißen. Halte ihn im Wasser und benutze ein Netz oder deine Hände, um ihn aus dem Fluss zu holen.

TIPP: Zum Fischen braucht man Geduld. Nähere dich deinem Platz am Fluss ruhig, denn du bist auf der Jagd. Die meisten Fische lieben den Schatten, suche dir darum einen Platz, an dem Schatten auf das Wasser fällt (z. B. unter einem Baum). Wenn du deinen Schwimmer nur ein wenig wippen siehst oder einen Zug an deiner Rute spürst, egal wie leicht, reagiere schnell, indem du deine Rute hochziehst, um den Haken im Fisch zu verankern. Danach kannst du deine Mahlzeit vorsichtig ans Ufer ziehen.

Die Flaschenfalle

Mit diesem Trick kann man zwar keine großen Fische an Land ziehen, dafür aber viele kleine. Sie schwimmen gleich in Gruppen hinein und finden den Weg nicht heraus.

SCHRITT FÜR SCHRITT

Du brauchst ein Messer, eine große Plastikflasche und einen guten Köder, um mit der Flaschenfalle Erfolg zu haben.

1 Das obere Ende der Flasche etwa 10 Zentimeter unter dem Hals abschneiden. Das untere Ende muss etwa dreimal so groß sein wie das obere.

2 Einen Köder in den unteren Teil geben, z. B. Käse oder Brot.

3 Das obere Ende kopfüber ins untere stecken und die Falle in Ufernähe ins Wasser stellen. Falls nötig, mit Steinen beschweren.

4 Jetzt kannst du ein Buch lesen. Vergiss nicht, deine Falle regelmäßig zu kontrollieren.

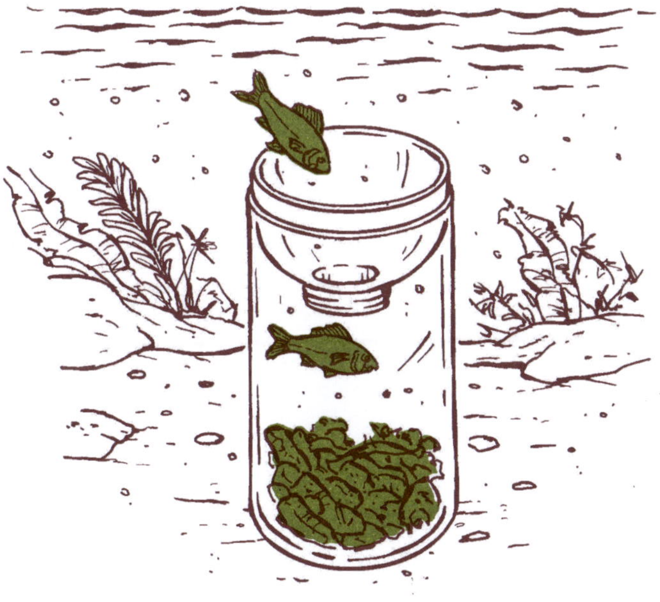

Fisch schuppen und ausnehmen

Nachdem du einen Fisch gefangen hast, musst du ihn für das Essen vorbereiten. Wenn es draußen heiß ist, darfst du nicht trödeln, sonst wird das Essen schlecht. In kaltem Klima sind Fische länger haltbar und man kann sie sogar in Schnee einpacken, um sie zu konservieren. Danach müssen sie allerdings gründlich durchgegart werden.

Das Ausnehmen von Fisch ist schmutzig, aber nicht schwierig. Ein scharfes Messer ist unverzichtbar, denn größere Fische können ziemlich zäh sein, und selbst kleinere Fische lassen sich ohne das richtige Werkzeug nicht filetieren (Tipps zu Messern und zum Schärfen siehe auf Seite 22–23). Teile, die du nicht essen willst, brauchst du nicht wegzuwerfen. Sie können mit ein paar Kräutern oder Gemüse gekocht werden, um eine Brühe herzustellen, die nach dem Abseihen eine gute Grundlage für eine Suppe oder für ein heißes Getränk ist.

Anfangs kostet es etwas Überwindung, mit den Innereien von Fischen zu hantieren, aber das legt sich mit der Zeit. Wenn du frierst oder Hunger hast, wird allein der Gedanke an ein leckeres, gegrilltes Forellenfilet dabei helfen, die Bedenken zu überwinden.

SCHRITT FÜR SCHRITT

1 Den Fisch am Schwanz festhalten, das Messer im Winkel von 45 Grad ansetzen und mehrmals kräftig über den Fisch schaben. Dabei das Messer vom eigenen Körper weg führen.

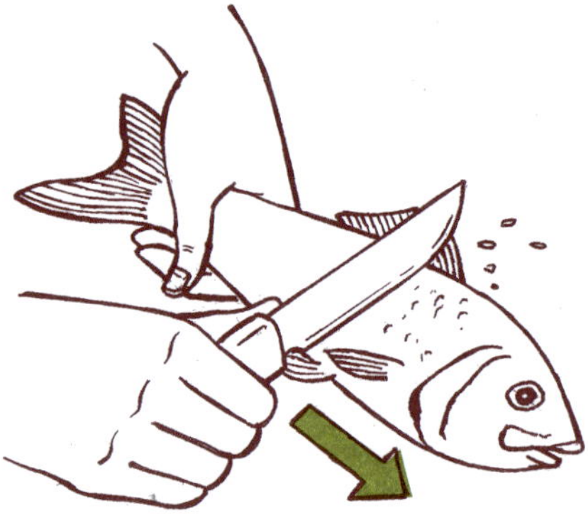

2 Das Messer an der Afteröffnung des Fischs ansetzen und den Bauch vorsichtig bis knapp unterhalb der Kiemen aufschlitzen.

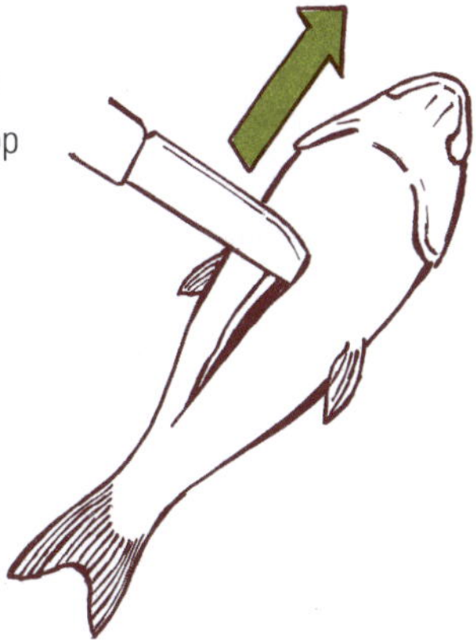

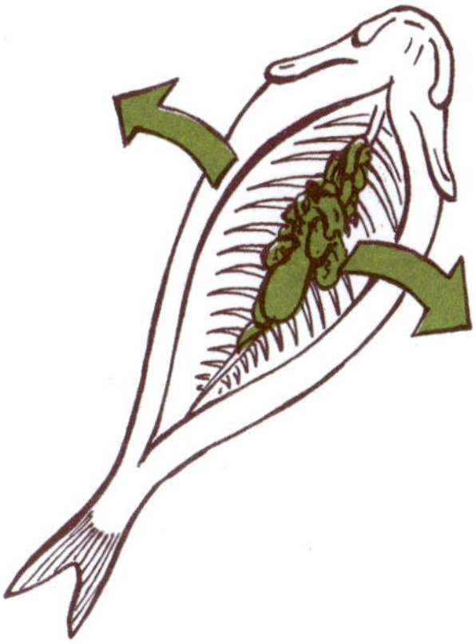

3 Den Fisch aufklappen und alle inneren Organe herausnehmen.

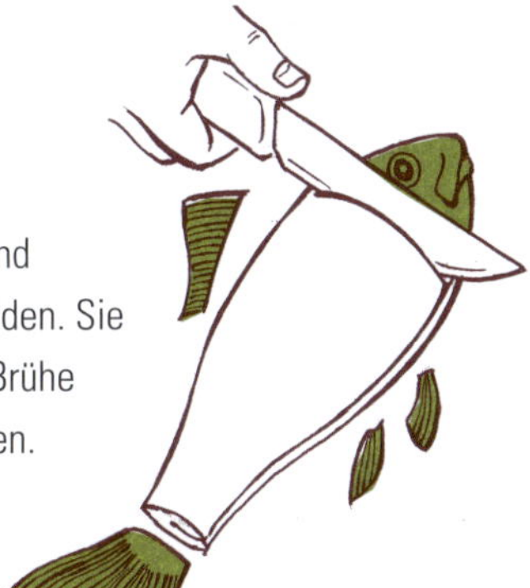

4 Kopf, Schwanz und Flossen abschneiden. Sie können für eine Brühe verwendet werden.

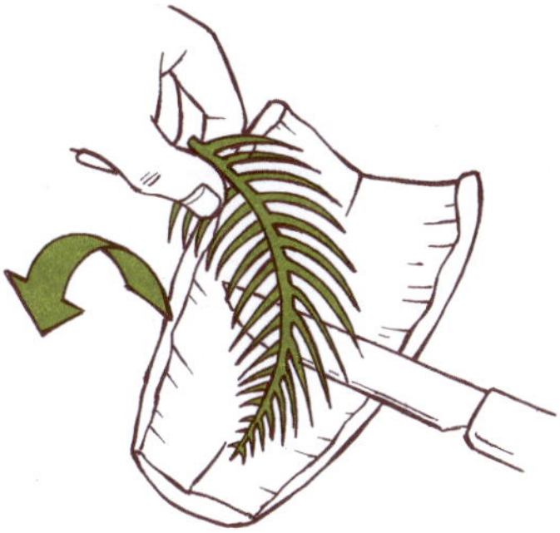

5 Den Fisch aufklappen und mit der Messerklinge eine Seite der Gräten vom Körper trennen. Jetzt lässt sich meist die ganze Mittelgräte mit bloßen Händen herausnehmen.

6 Mit dem ausgenommenen Fisch zum Fluss gehen, um ihn kurz mit Wasser abzuspülen.

Jagen

Jagen in der Wildnis

Bevor du Fallen stellst oder Tiere auf andere Art jagst und tötest, informiere dich bitte unbedingt über die im Land jeweils gültigen Artenschutz- und Jagdbestimmungen. Bedenke außerdem unbedingt, dass dieses Buch für den amerikanischen Markt geschrieben wurde (wo andere Tiere leben und andere Bestimmungen gelten) und dass du nur im äußersten Notfall und zur Sicherung des eigenen Überlebens in bestehende Ökosysteme (Tierwelt und Pflanzenwelt) eingreifen solltest bzw. per Gesetz darfst. (Anm. d. Red.) Weiterführende Hinweise dazu etwa unter *https://www.jagd-fakten.de/alle-fakten-zur-jagd-in-deutschland-auf-einem-blick/artenschutz-ist-jaegersache#:~:text=Auch%20Artenschutz%20ist%20J%C3%A4gersache.,und%20gesunde%20Wildbest%C3%A4nde%20zu%20erhalten.*

Waffen in der Wildnis

Wenn du mit einem Gewehr auf die Jagd gehst, setze deine Schüsse mit Bedacht ein, damit dir nicht zu schnell die Munition ausgeht, und denk daran: Sicherheit geht vor. Falls du keine Munition mehr hast oder dich unauffälliger verhalten willst, könntest du über eine uralte, aber präzise Waffe nachdenken: Pfeil und Bogen.

Bogen und Pfeile bauen

Du brauchst:

- ✓ Einen biegsamen Zweig
- ✓ 6 gerade Zweige
- ✓ Messer
- ✓ Schnur, Kordel oder Seil
- ✓ Federn

SCHRITT FÜR SCHRITT

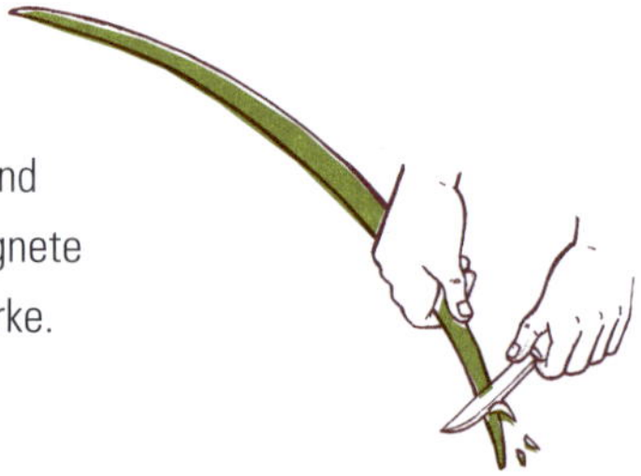

1 Der Zweig für den Bogen muss biegsam und mindestens 1,2 Meter lang sein. Gut geeignete Holzarten sind Eiche, Weide, Ulme und Birke.

2 Mit dem Messer die Enden des Zweigs etwas dünner schneiden. Die Mitte etwas dicker lassen.

3 In die Enden Kerben schneiden – nicht zu klein, denn in ihnen wird die Sehne befestigt.

4 Die Sehne in einer Kerbe festbinden, den Bogen biegen und die Spannung justieren. Dann die Sehne in der anderen Kerbe festknoten. Damit ist der Bogen fertig.

5 Die Pfeile sollten etwa 60 Zentimeter lang sein. Von geraden Zweigen die Rinde abschälen, dann die Oberfläche mit dem Messer bearbeiten, bis sie schön glatt ist.

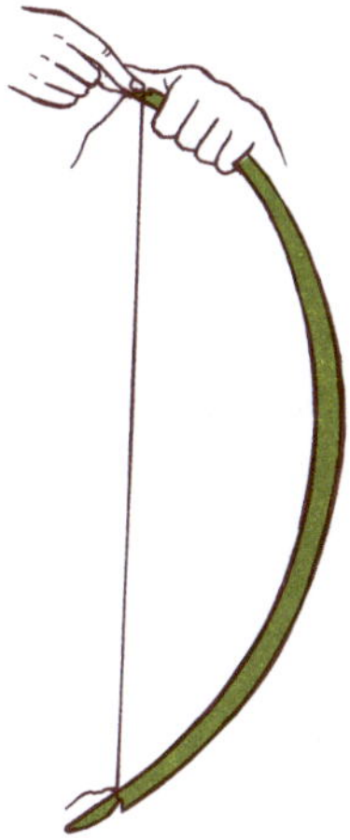

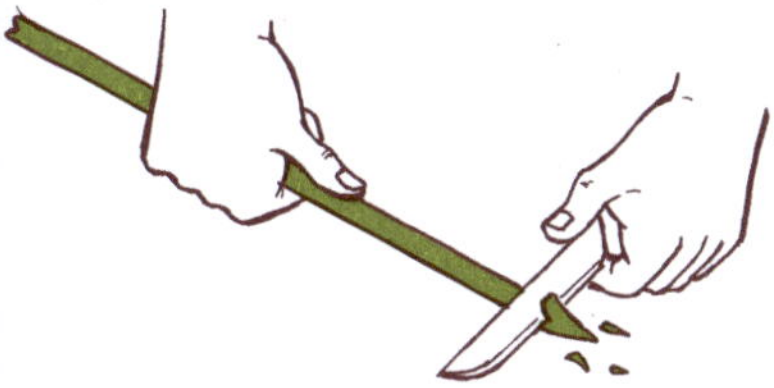

6 Für die Spitze gibt es zwei Möglichkeiten. Du kannst entweder den Pfeil anspitzen oder eine Spitze aus anderem Material einsetzen. Den angespitzten Pfeil ins Feuer halten, um die Spitze zu härten. Als Pfeilspitzen eignen sich scharfe, flache Steine, Glas und Knochen. Eine Kerbe in das Ende des Pfeils schneiden, die Pfeilspitze hineinstecken und mit Schnur festbinden.

7 Zwei Federn ans stumpfe Ende des Pfeils binden, damit er stabiler fliegt.

8 Zuletzt ins stumpfe Ende eine Kerbe schneiden, in die deine Bogensehne gut hineinpasst. Dann kannst du dein Ziel anpeilen.

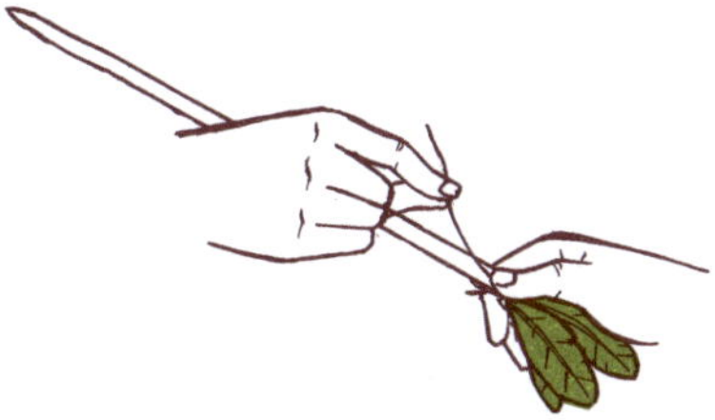

Spuren lesen

In der Wildnis blühen die Sinne auf. Das soll nicht heißen, dass man im Stadtalltag wie betäubt herumläuft, sondern dass man nach einer Weile in der Wildnis mit anderen Ohren hört und mit anderen Augen sieht. Die Schärfung dieser Empfindungen ist der Schlüssel zur Spurensuche. Beobachte deine Umgebung genau, denn Hinweise auf das Tier, das du suchst, kommen in verschiedenen Formen vor.

Stell dir die Spurensuche wie Lesen vor, nur dass du statt eines Buches den Waldboden zum Schmökern hast. Die Zeichen, die du um dich herum siehst, wurden von dem Tier geschrieben, hinter dem du her bist.

VERRÄTERISCHE ZEICHEN

★ **Fußspuren** Frische, deutliche Fußabdrücke zeigen an, dass sich das Tier in der Nähe befindet. Verwitterte Fußspuren sind alt, das Tier war also eventuell vor mehreren Tagen hier.

★ **Kot** Wenn er warm ist oder stark riecht, hat ihn das Tier erst vor kurzer Zeit abgesetzt.

★ **Pflanzen** Achte auf abgeflachte Grasflächen oder abgebrochene Zweige. Zertrampeltes Gras erhebt sich in der Regel nach ein paar Stunden, wenn es also noch flach ist, bist du dem Tier dicht auf der Spur. Frisch abgebrochene Zweige können ein Hinweis darauf sein, dass das Tier kürzlich vorbeigekommen ist.

★ **Fell oder Haare** Sieht man sie an niedrigen Sträuchern, kann man annehmen, dass das Tier sie kürzlich gestreift hat.

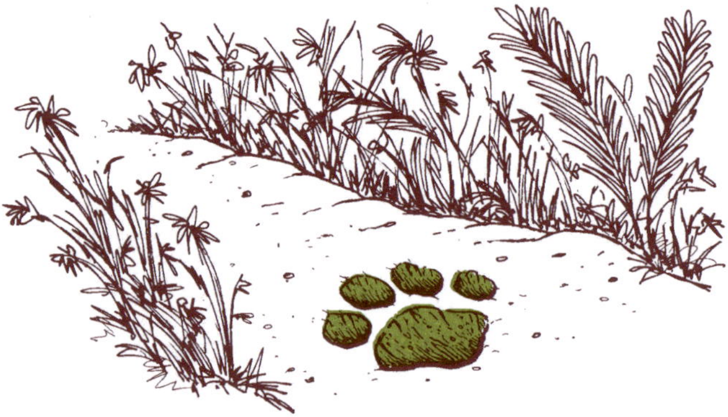

Eine einfache Fangschlinge bauen

Mit einer Schlinge kann man ein Tier fangen, aber normalerweise wird es dabei nicht getötet. Es gibt verschiedene Arten von Schlingen. Wir zeigen hier eine bewährte Variante, die einfach aufzustellen ist.

Du brauchst:

- ✓ Schnur oder Draht
- ✓ 2 Astgabeln
- ✓ Baum oder Baumstumpf

SCHRITT FÜR SCHRITT

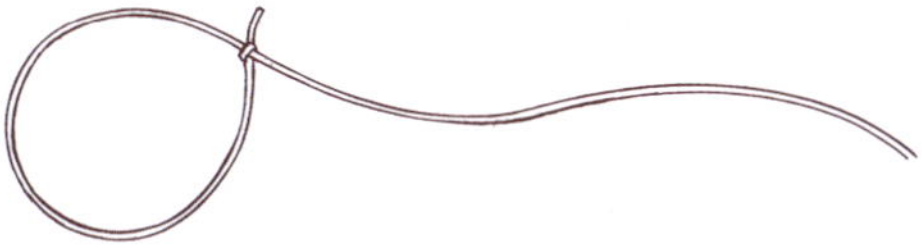

1 Ins Ende des Drahtes eine Schlinge legen, die groß genug für deine Beute ist. Die Schlinge zieht sich um den Hals des Tieres zu, wenn es sie durchquert.

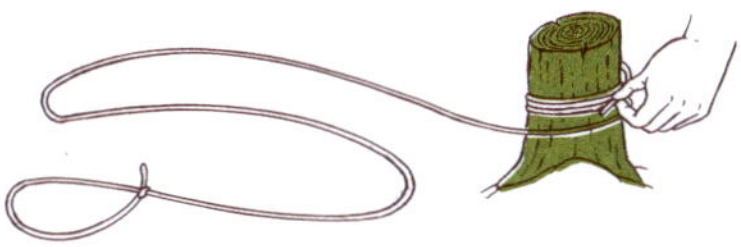

2 Die Astgabeln halten die Schlinge hoch. Die richtige Höhe hängt von der Größe des geplanten Beutetiers ab.

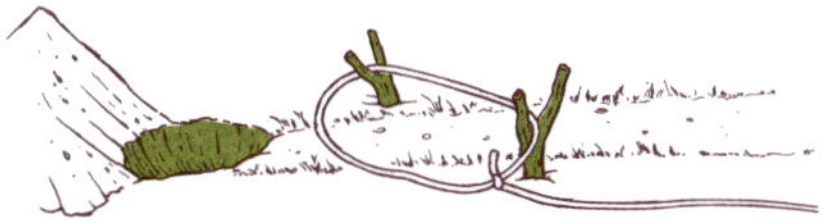

3 Das andere Ende des Drahts wird dann einem Baum oder Baumstumpf befestigt.

4 Die Schlinge in die Astgabeln legen. Dann brauchst du dich nur noch zu verstecken und abzuwarten.

TIPP: Diese Schlinge funktioniert am besten, wenn man sie auf einem Pfad auslegt, den das Tier regelmäßig nutzt. Man kann sie auch vor einem Bau aufstellen. Meist werden die Tiere lebend gefangen. Kontrolliere die Schlinge darum häufig, damit du deinen Fang nicht an ein anderes cleveres Raubtier verlierst. Versuche außerdem, die Schlinge so wenig wie möglich zu berühren, damit du keinen Menschengeruch hinterlässt, den das Tier aufnehmen kann.

Totschlagfallen

Neben Fallgruben, in denen Tiere lebend gefangen werden, gibt es auch Varianten, die ein Tier töten können. Anregungen für das Design gibt die Zeichentrickserie Road Runner. Einige der Modelle von Willy Koyote funktionieren tatsächlich.

SCHRITT FÜR SCHRITT

Für den Bau einer Totschlagfalle brauchst du einen schweren Baumstamm oder einen großen Felsen, einige stabile Äste, dein Messer und einen guten Köder.

1. Für den Auslösemechanismus der Falle werden beide Enden eines kleinen, stabilen Astes angespitzt. Glätte den Ast nicht vollständig, sondern lass einen kleinen Zweig herausragen. An seinem Ende wird der Köder befestigt.
2. Ein Ende eines dickeren Astes anspitzen, das andere Ende bleibt stumpf. Das spitze Ende in den Boden eingraben. Der Ast muss so weit aus dem Boden herausschauen, wie der Auslöser lang ist. Diese beiden Äste bilden die Stützen der Falle.
3. Das Querholz wird über die beiden senkrechten Stützen gelegt. Es sollte etwa 1,2 Meter lang sein. Ein Ende kann unbearbeitet bleiben, das andere wird im Winkel von 45 Grad abgesägt. Das schräge Ende soll später auf dem Auslöser liegen. Das Querholz muss mit Bedacht ausgewählt werden, denn es muss das Gewicht der Stämme oder des Steins tragen, das auf ihm lasten wird.

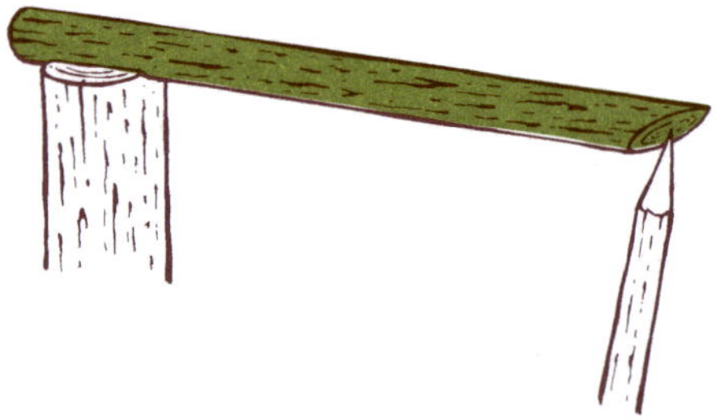

TIPP: Die Platzierung des Köders ist entscheidend. Er muss fest auf dem vorstehenden Zweig stecken, denn diese Falle funktioniert am besten, wenn das Tier kräftig am Köder ziehen muss. So fällt der Auslöser um und die Falle schlägt zu.

4 Nun den Köder auf den kleinen vorspringenden Zweig des Auslösers stecken und darauf achten, dass der Köder zu den schweren Stämmen gerichtet ist. Dadurch wird deine Beute weiter in die Falle gelockt.

5 Das stumpfe Ende des Querholzes auf die dicke senkrechte Stütze legen, das abgeschrägte Ende auf den Auslöser. Falls nötig, eine kleine Kerbe in das Querholz schneiden, damit es nicht abrutscht. Das Querholz sollte waagerecht liegen. Den Auslöser etwas schräg stellen, um sicherzustellen, dass er umkippt.

6 Vorsichtig einen schweren Stamm an das Querholz lehnen und prüfen, ob es hält. Weitere Stämme anlehnen. Falls nötig, die Positionen von Auslöser und Köder nochmals nachjustieren.

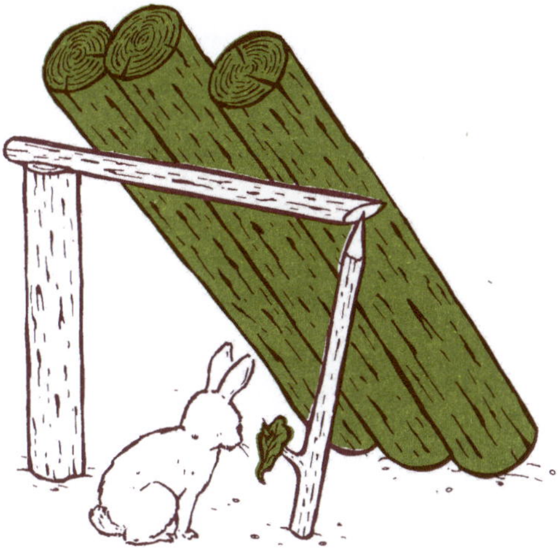

TIPP: Diese Falle immer von außen nach innen aufbauen, damit sie nicht etwa dich selbst erwischt.

Hier ist etwas Geduld nötig, denn das Ausrichten des Auslösers kann knifflig sein. Aber wenn du dranbleibst, wirst du Erfolg haben. Der anstrengendste Teil ist das Heben der schweren Baumstämme oder großen Felsen, mit denen du den vernichtenden Schlag ausführen willst.

Beute transportieren und vorbereiten

Wenn du ein totes Kaninchen aus der Falle holst, kannst du es nicht gleich essen wie einen Apfel. Nun ja, du könntest schon, aber dann hast du den Mund voller Fell und wahrscheinlich wird dir übel.

Ausbluten lassen und ausnehmen

Normalerweise lassen Jäger ihre Beute zuerst ausbluten. Dadurch wird dem Fleisch grundsätzlich das Blut entzogen. Dafür bindest du die Hinterbeine des Tiers an einem waagerechten Ast fest, lässt es hängen und schneidest die Kehle durch.

Zum Ausnehmen kann das Tier hängen oder auf dem Boden liegen. Nimm dein Messer in die Hand, beginne am After und schneide vorsichtig bis unter das Brustbein. Nicht die inneren Organe verletzen! Die Eingeweide lassen sich dann relativ leicht herausnehmen.

Transport der Beute

Je nach Größe der gefangenen Tiere und der Entfernung zum Lager kann der Transport mehr oder weniger schwierig sein. Mittelgroße Tiere wie Kaninchen kannst du einfach in einen Sack stecken. Du kannst auch ein Seil um ihre Beine binden und sie dir über die Schulter werfen.

Größeres Wild kannst du wie ein Höhlenmensch einfach hinter dir herziehen. Du kannst auch eine Art Schlitten bauen, indem du einige mittlere Zweige zwischen zwei längeren, möglichst glatten Ästen festzurrst und deine Beute darauf befestigst. Das Ganze sieht aus wie eine lange Leiter, die sich wegen der relativ glatten Äste leichter ziehen lässt als ein totes Tier.

Wenn ihr zu zweit in der Wildnis unterwegs seid, könnt ihr das Tier an einen stabilen Ast binden und sein Gewicht auf euch beide verteilen. Jeder legt sich ein Ende des Asts auf die Schulter, und das erlegte Wild hängt in der Mitte.

Ein Kaninchen abziehen

Nachdem das Kaninchen ausgenommen ist, muss es noch abgezogen werden, bevor es gekocht oder gebraten werden kann.

SCHRITT FÜR SCHRITT

1 Zuerst das Fell unterhalb der Hinterpfoten ringsherum durchschneiden.

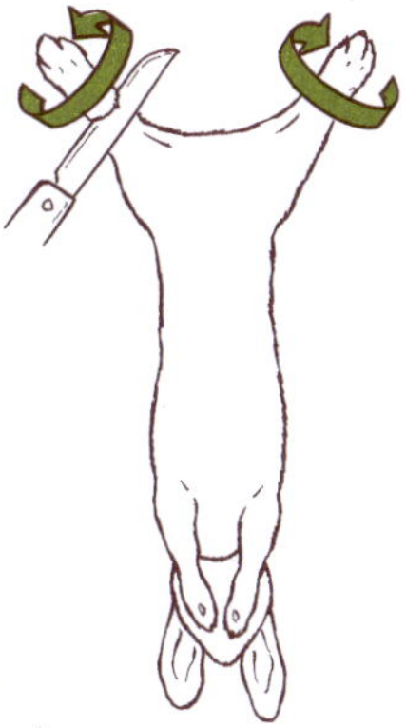

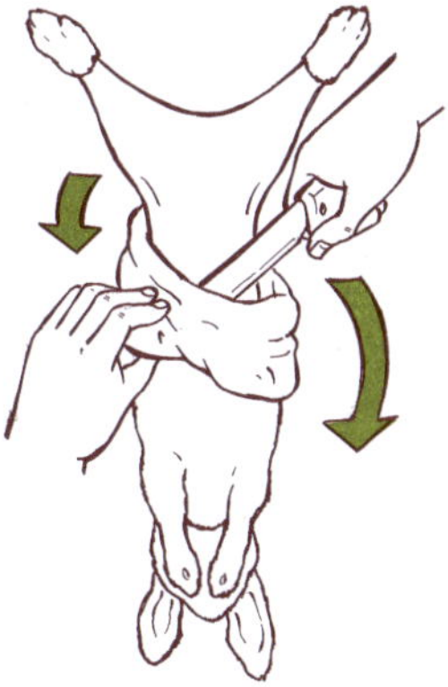

2 Das Fell langsam mit einer Hand nach unten abziehen. Dabei kann die andere Hand mit einem Messer helfen.

3 Wenn du zum Hals kommt, kannst du die Vorderbeine abschneiden und dem Kaninchen das Fell buchstäblich über die Ohren ziehen.

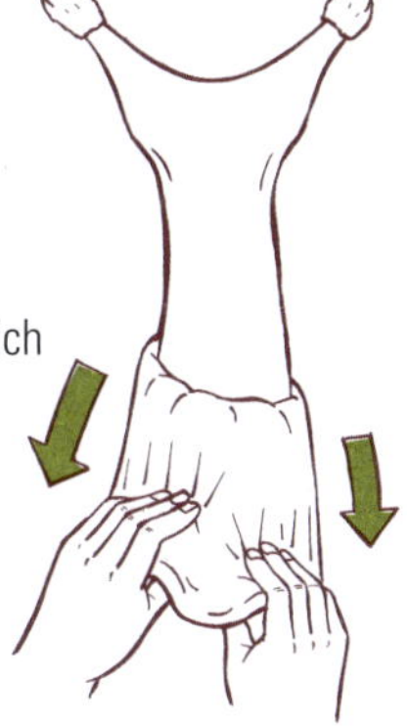

Räuchern

Der Bau eines Räuchergestells ist in der Outdoorszene beliebt, denn es ist eine gute Möglichkeit, Fleisch oder Gemüse länger haltbar zu machen.

Du brauchst:

- ✓ Drei lange Zweige
- ✓ Schnur
- ✓ Viele kleine Stöcke
- ✓ Große Blätter
- ✓ Feuer
- ✓ Grüne Blätter/Frischholz

SCHRITT FÜR SCHRITT

1 Die Enden der drei langen Zweige zusammenbinden, dann das Ganze wie ein Zeltgestell auf den Boden stellen.

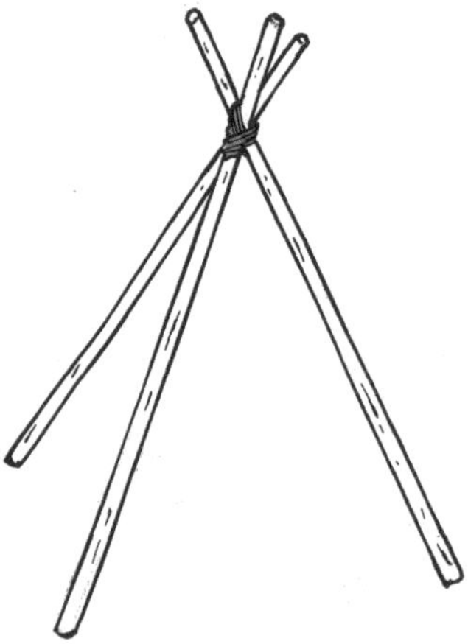

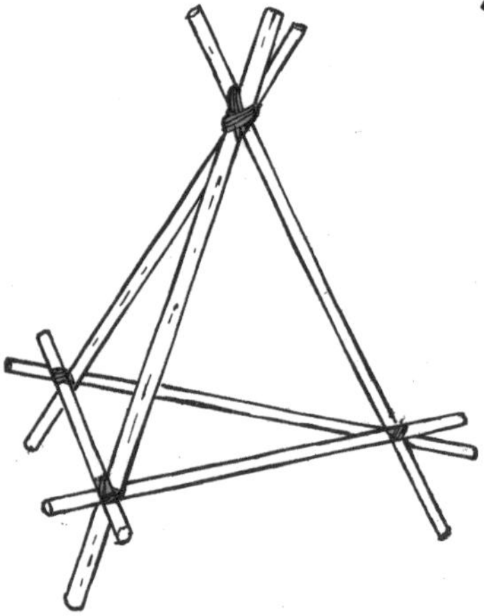

2 Drei dünnere Zweige etwa 30 Zentimeter über dem Boden mit Schnur zwischen den aufrechten Stützen befestigen.

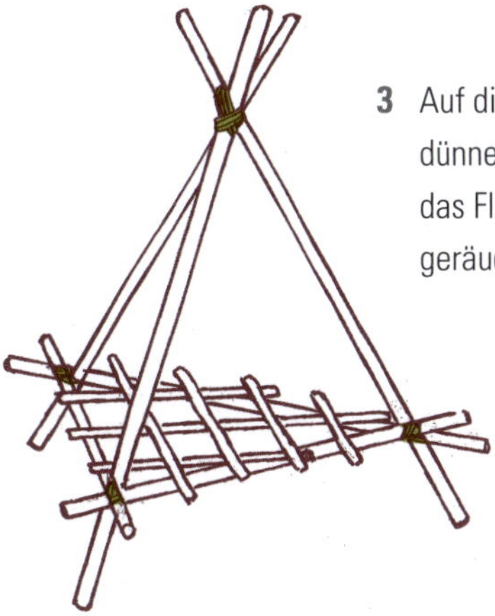

3 Auf die drei Querhölzer ein Gitter aus dünnen Zweigen legen. Darauf wird das Fleisch oder Gemüse gelegt, das geräuchert werden soll.

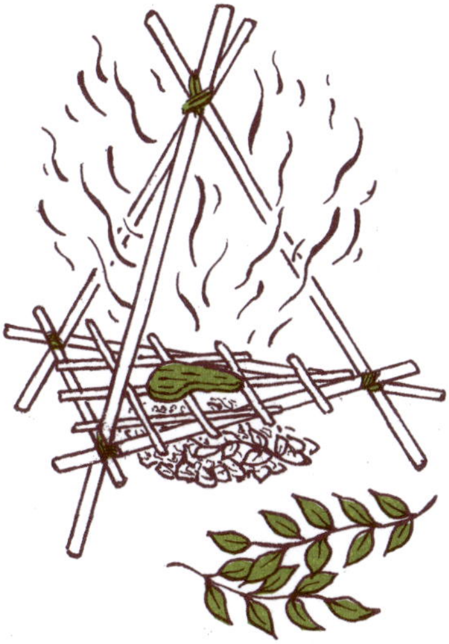

4 Ein Feuer anzünden und herunterbrennen lassen, bis weiße Glut übrig ist. Das Räuchergestell über die Glut stellen und die Lebensmittel auf das Gitter legen.

5 Jetzt grüne Blätter oder Frischholz auf die Glut legen. Dadurch entsteht Rauch, der die Lebensmittel haltbar macht und ihnen Geschmack gibt.

TIPP: Wenn du den Vorgang beschleunigen willst, kannst du das Tipi mit größeren Blättern umhüllen, um mehr Rauch im Inneren zu halten. Achte nur darauf, dass das Feuer nicht erstickt.

Lebensmittel konservieren

Einen Kühlschrank aus natürlichen Mitteln zu bauen, um Fleisch und Fisch frisch zu halten, ist leider nicht möglich. Bei einem längeren Aufenthalt in der Wildnis musst du alles, was du gefangen hast, konservieren oder sofort verbrauchen. Es ist sinnvoll, immer einen Teil so gut wie möglich haltbar zu machen, weil man nie weiß, wann die Nahrung plötzlich knapp wird.

Trocknen

Fleisch und Fisch können im Freien getrocknet werden, wenn es einigermaßen warm ist. Die Trocknung kann einige Tage dauern und funktioniert am besten, wenn man das Fleisch während dieser Zeit dem direkten, starken Sonnenlicht aussetzen kann. Wenn du ein einfaches leiterartiges Trockengestell baust, kannst du viele Fisch- oder Fleischstücke auf einmal trocknen.

NATÜRLICHE KONSERVIERUNGSMITTEL

★ **Salz** Ein uraltes Mittel zur Konservierung von Fisch. Salz entzieht dem Fisch das Wasser und stoppt den Verfallsprozess. Gut gesalzen, vor allem bei kaltem Wetter, wenn der Fisch beim Trocknen keine Zeit zum Verderben hat, kann sich Fisch ein Jahr lang halten. Salz kann auch zur Konservierung von Fleisch verwendet werden.

★ **Salzlake** Salzwasser kann auch zum Einlegen von Gemüse verwendet werden. Länger haltbar ist Gemüse aber in einer sauren Lösung wie Essig.

★ **Zitronen und Limetten** Die natürliche Zitronensäure dieser Früchte eignet sich gut zum Einlegen von Fisch oder Gemüse.

★ **Gewürze** Verschiedene Gewürze (Fenchelsamen, Senfkörner, Cayennepfeffer), die in kochendes Wasser gegeben werden, wirken Wunder beim Einlegen von Gemüse.

Einen Ziegelofen bauen

Ein offenes Feuer wird vielleicht nie langweilig, aber geräuchertes Fleisch und aufgespießten Fisch hat man nach einer Weile satt. Ein gemauerter Außenofen ist nicht ganz einfach zu bauen, aber er ist leicht zu bedienen und erweitert das Repertoire der Speisen.

Du brauchst:

- ✓ Zement
- ✓ 4 Bretter, 1,8 m lang
- ✓ Ziegelsteine und Mörtel
- ✓ Sturz aus Beton oder Metall, 60 cm lang
- ✓ Hartholzrest, 30 × 30 cm
- ✓ 10–12 flexible Zweige oder Sperrholzstreifen, je 1,5 m lang

SCHRITT FÜR SCHRITT

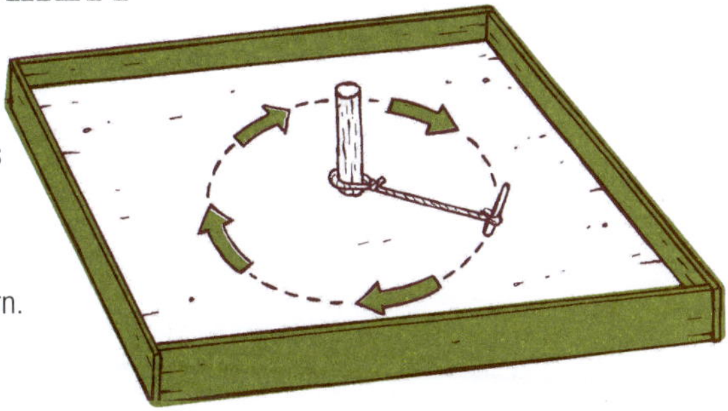

1 Zunächst wird ein Fundament benötigt, um die Feuchtigkeit des Erdbodens vom Ofen fernzuhalten und das Brandrisiko zu verringern. Einen quadratischen Rahmen von 1,8 Meter Länge aus den Brettern bauen und eine ebene Fläche finden, auf die er gestellt wird. Den Rahmen 8 Zentimeter hoch mit Zement füllen. Solange dieser noch weich ist, einen kleinen Pfahl in die Mitte stecken, eine 50 Zentimeter lange Schnur anbinden und einen Kreis mit 1 Meter Durchmesser für den Umriss des Ofens anzeichnen.

2 Wenn der Untergrund trocken ist, eine Mörtelschicht auf den Kreis auftragen und mit dem Aufbau der Wände beginnen. Die Steine werden in kreisförmigen Bahnen verlegt, wobei eine Öffnung für die Tür freibleiben muss. Jede Schicht muss trocknen, bevor die nächste gelegt wird, damit der Ofen nicht zusammenfällt. Die Wände werden bis zu einer Höhe von etwa 50 Zentimeter gemauert.

3 Je größer die Türöffnung ist, desto größer ist das Gargut, das du zubereiten kannst. Je kleiner die Türöffnung ist, desto länger bleibt der Ofen heiß. 30×30 Zentimeter ist ein guter Kompromiss. Lass eine Lücke in der passenden Größe und schließe sie mit einem Sturz, der über der Tür mit den Ziegelsteinen vermauert wird. Holz ist nicht geeignet. Wenn es durchbrennt, besteht die Gefahr, dass der Ofen zusammenbricht.

4 Da die Tür nicht eingesetzt ist, wenn der Ofen brennt, kannst du sie aus einem dicken Stück Hartholz anfertigen. Hacke es mit einer Axt grob in Form und schneide es dann mit einem Messer oder Stecheisen so zurecht, dass es in die Türöffnung geklemmt werden kann, um die Hitze während des Backens drinnen zu halten.

5 Jetzt kommt der schwierige Teil: die Rundung. Eine Stützkonstruktion hält die Ziegel, bis der Mörtel abgebunden hat. Wenn die senkrechte Wand steht, werden zehn bis zwölf flexible Hölzer mit beiden Enden so in den Ring gestellt, dass sie eine Kuppelform bilden. Dann die Mauern in Runden entsprechend dieser Form aufbauen, dabei außen mehr Mörtel auftragen als innen. Dadurch neigen sich die Ziegel nach innen. Je höher die Kuppel wird, desto weniger Ziegel werden pro Runde benötigt. In den oberen Runden kann es nötig sein, einige Ziegel mit einem Meißel in kleinere Stücke zu zerteilen. Den Abschluss bildet ein halber Ziegel, dann wird die ihn umgebende Fuge mit Mörtel geschlossen.

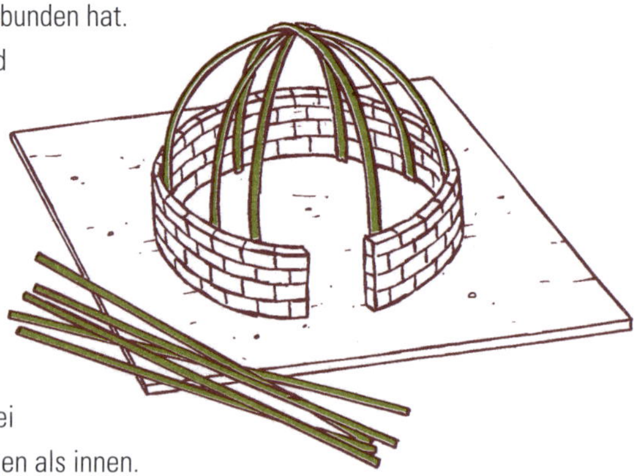

6 Bis der Mörtel hart ist, kannst du dich zurücklehnen und dein Werk bewundern. Bestreiche dann die Außenseite des Ofens mit einer dünnen Schicht Mörtel, um sie zu isolieren und wetterfest zu machen. Denke daran, die Holzkonstruktion aus dem Ofen zu nehmen, bevor du ihn zum ersten Mal benutzt. Sonst läufst du Gefahr, dass dein Essen nach Holzkohle schmeckt. Lege den Boden des Ofens mit hitzebeständigen Fliesen oder Schamotteplatten aus. Dann kann es losgehen.

7 Vielleicht siehst du dir jetzt das Innere deines Ofens an und fragst dich, wie du ein Feuer und einen Kochtopf darin unterbringen sollst. Das ist gar nicht nötig. Zuerst werden die Ziegel mit einem Feuer erhitzt. Dann wird die Glut herausgeholt, und die heißen Ziegel werden zum Kochen oder Backen verwendet. Das erste Feuer sollte klein sein und nur etwa 1 Stunde lang brennen. Dadurch wird sichergestellt, dass der Mörtel richtig ausgetrocknet ist.

8 Wenn du kochen oder backen willst, entfachst du ein kleines Tipi-Feuer in der Mitte des Ofens und lässt es etwa 1 Stunde lang brennen. Lass die Tür offen, denn durch die Luftzufuhr brennt das Feuer heißer. Wenn der Ofen innen schön heiß ist, harkst du die restliche Glut und Asche heraus (Vorsicht, nichts anderes dabei in Brand setzen!) und stellst dein Essen hinein. In Folie eingewickelter Fisch gart gut, ebenso wie Pizza oder ein Topf mit Kaninchenragout. Schließe die Tür, damit die Hitze drinnen bleibt, und freu dich aufs Essen.

TIPP: Manche Öfen brauchen länger zum Aufheizen als andere, und manche bleiben länger heiß. Du kannst mit verschiedenen Heiz-/Garzeiten experimentieren oder ein Thermometer verwenden, um die optimalen Zeiten herauszufinden.

KAPITEL 6

Unterwegs

Gestern Abend hat der Regen leise auf dein Zeltdach getrommelt und dich in den Schlaf gewiegt. Aber beim Aufwachen stellst du fest, dass nachts eine Sintflut heruntergekommen ist, und dass das Wasser deinem Lager bedrohlich nahe ist. Nichts wie weg! Oder stell dir vor, dass du vor lauter Langeweile deine Umgebung nicht mehr wahrnimmst, oder dass du zum Beispiel genug hast von all den blöden Kiefern, die dir die Sicht auf den Berggipfel versperren?
Was auch immer der Grund ist, um in der Natur unterwegs zu sein: Wer sich zuverlässig zurechtfinden will, braucht ein paar Grundkenntnisse und einen gesunden Menschenverstand. Los geht's!

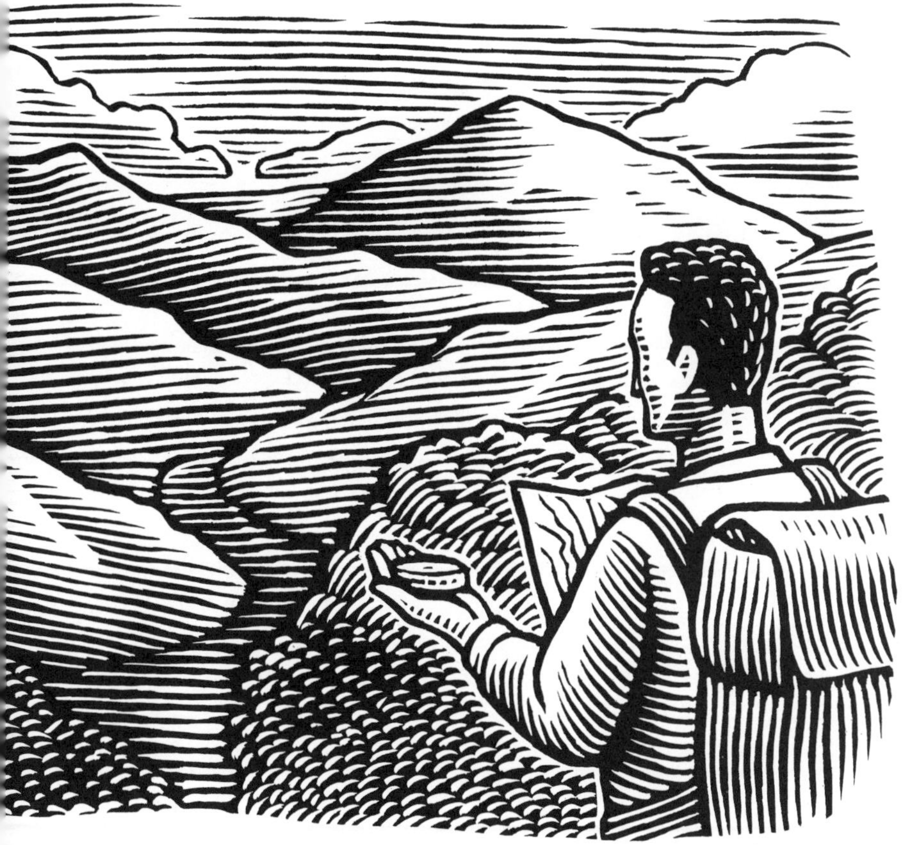

Kompass und Landkarte

Wenn Navigation für dich bedeutet, an einem Freitagabend mit möglichst wenigen U-Bahn-Stationen zur Happy Hour zu kommen, dann könnte die Vorstellung, in der Wildnis von A nach B gelangen zu müssen, nach Überforderung klingen.

Glücklicherweise braucht man aber nur ein paar geografische und naturwissenschaftliche Grundkenntnisse. Erstens ist die Erde durch den Äquator in zwei Halbkugeln unterteilt, die nördliche und die südliche. Ganz gleich, auf welcher Halbkugel du stehst: Die Sonne geht im Osten auf und im Westen unter – immer. Wenn also die Sonne scheint, hast du eine gute Chance, dich richtig zu orientieren. Was die Naturwissenschaft betrifft, so hat unsere sich ständig drehende Erde einen magnetischen Kern, an dessen Enden (Polen) ein Magnetfeld anliegt. Um sich in der Wildnis zurechtzufinden, muss man, wie im Leben auch, zuerst wissen, wo man steht, und dann genau herausfinden, wohin man gehen will. Mit einem Kompass und einer Karte in der Hand ist man gut aufgestellt.

Ein Kompass registriert das oben erwähnte magnetische Feld und zeigt dann in die Richtung des magnetischen Nordpols. Dieser ist nicht identisch mit dem geografischen Nordpol, an dem sich Karten orientieren. Dieser Unterschied muss dich nicht erschrecken: Die Abweichung zwischen diesen beiden Polen ist in den meisten Teilen der Welt gering. In manchen Karten ist diese Abweichung (Deviation) auch angegeben, sodass du deinen Kompass bei Bedarf richtig einstellen kannst.

Karten können in Detailgenauigkeit und Maßstab variieren, aber selbst die einfachsten Karten zeigen vertikale und horizontale Linien und enthalten eine Legende, die Farben und Symbole erklärt. Bevor du dich auf den Weg machst, solltest du dir deine natürliche Umgebung ansehen und versuchen, das Beobachtete mit dem abzugleichen, was du auf deiner Karte siehst.

Kompass und Karte funktionieren unabhängig voneinander, aber zusammen entfalten sie ihr volles Potenzial als wichtige Navigationsinstrumente, die dir helfen, den richtigen Weg zu finden, wenn du in der Wildnis unterwegs bist.

Umgang mit Kompass und Karte

DIE KARTE MIT DEM KOMPASS AUSRICHTEN

1 Die Karte auf ebenem Boden ausbreiten und den Kompass am rechten oder linken Rand anlegen. Die Kompassnadel zeigt den magnetischen Norden an.

2 Jetzt die Karte drehen, bis ihre senkrechten Linien (die den geografischen Norden anzeigen) parallel zur Kompassnadel verlaufen (die den magnetischen Norden zeigt). Jetzt entspricht die Ausrichtung der Karte der realen Umgebung und kann korrekt gelesen werden.

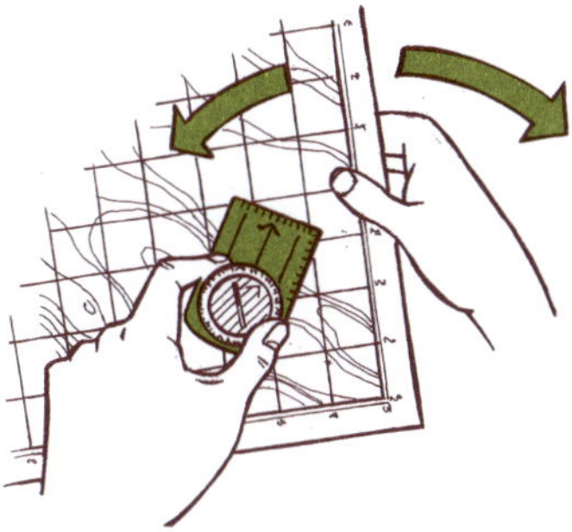

VON A NACH B MIT KARTE UND KOMPASS

1 Ein Ziel in der Ferne wählen, z. B. ein Bergplateau.

2 Den Kompass auf die Karte legen, die Kante des Gehäuses liegt auf einer geraden Linie zwischen dem aktuellen Standort (A) und dem Zielort (B). Dann sollte auch der Pfeil auf dem Kompassgehäuse in die Richtung von B zeigen.

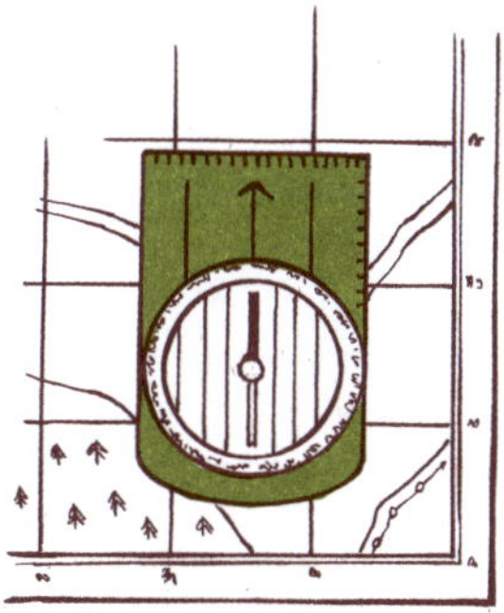

TIPP: Die Entfernung zwischen den Punkten A und B kannst du ermitteln, indem du die Maße am Rand deines Kompassgehäuses abliest und mit dem tatsächlichen Maßstab der Karte hochrechnest.

3 Ohne den Kompass zu bewegen, den Stellring in der Mitte drehen, bis der Nordpfeil mit den Nord-Süd-Linien auf der Karte übereinstimmt. Auf diese Weise wird deine Peilung auf dem Kompass eingestellt.

4 Die Karte langsam drehen, bis der Nordpfeil auf dem Stellring mit der magnetischen Nadel des Kompasses übereinstimmt. Der Richtungspfeil oben auf dem Gehäuse zeigt jetzt deine Peilung an. Du kannst nun mit dem Kompass in der Hand losgehen, und solange die Nadel mit dem Nordpfeil auf dem Stellring übereinstimmt, zeigt der Pfeil auf dem Gehäuse in die Richtung, in die du gehen willst. Achte besonders an Steigungen darauf, den Kompass waagerecht zu halten.

Ein improvisierter Kompass

Du brauchst:

- ✓ Ein Stück eisenhaltiges Metall (Nähnadel, Büroklammer, Nagel)
- ✓ Magnet oder ein Stück Synthetikstoff (z. B. Fleece)
- ✓ Schüssel oder Becher
- ✓ Wasser
- ✓ Blatt oder Grashalm

SCHRITT FÜR SCHRITT

1 Zuerst mit dem Magneten etwa zehnmal über die Nadel fahren, immer in dieselbe Richtung. Dadurch wird die Nadel magnetisiert. Wer Stoff verwendet, muss eher 50-mal über die Nadel streichen, ebenfalls immer in dieselbe Richtung. Hier geht es darum, eine statische Aufladung zu erzeugen. Sie wird umso stärker, je öfter du streichst. Stich dich nicht an der Nadelspitze.

2 Die Schüssel oder den Becher mit Wasser füllen.

3 Das Blatt oder den Grashalm auf der Wasseroberfläche schwimmen lassen.

4 Die magnetisierte Nadel auf das Blatt legen. Dann kannst du beobachten, wie sie sich in Nord-Süd-Richtung dreht.

Orientierung ohne Kompass

Du bist schon ein paar Kilometer gewandert, als du feststellst, dass du ein wenig vom Weg abgekommen bist. Nach einer hektischen Suche in deinem Rucksack stellst du fest, dass du deinen Kompass zu Hause vergessen hast. Das ist zum Glück kein Drama.

Wie spät ist es?

Wenn du eine Uhr mit Zeigern trägst, werden manche jungen Leute dich vielleicht altmodisch finden. Wahrscheinlich wissen sie nicht, dass man solche Armbanduhren als provisorischen Kompass benutzen kann.

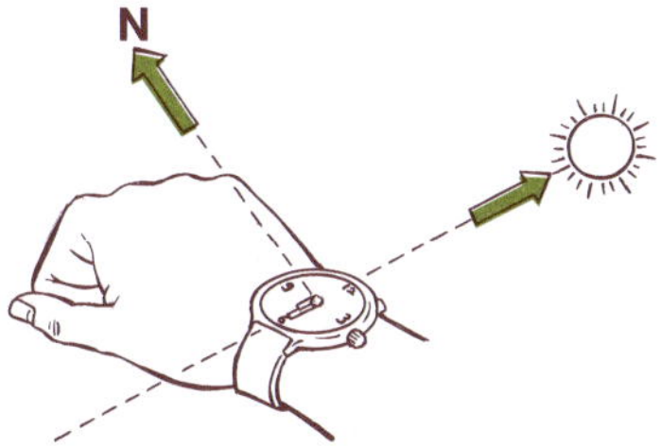

Auf der Nordhalbkugel hältst du deine Uhr waagerecht und richtest den Stundenzeiger direkt auf die Sonne. Stell dir eine Linie vor, die den Winkel zwischen Stundenzeiger und 12-Uhr-Markierung Uhr halbiert. So entsteht eine Nord-Süd-Linie, wobei die Südrichtung durch den oberen Teil dieser gedachten Linie angezeigt wird (Abb. unten).

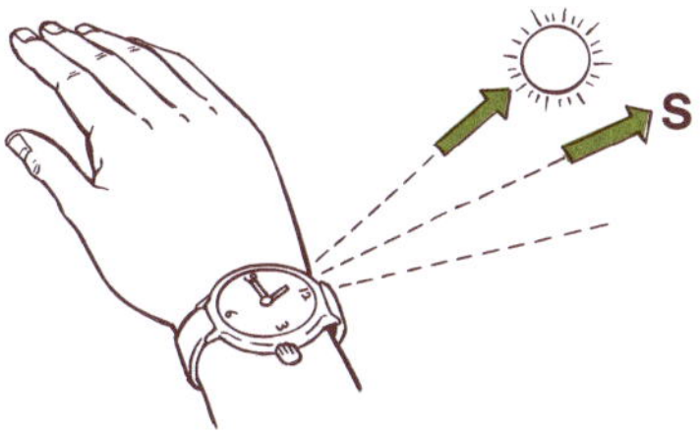

Auf der Südhalbkugel die 12-Uhr-Markierung auf die Sonne richten. Die Nord-Süd-Linie ist die Winkelhalbierende zwischen 12 Uhr und dem Stundenzeiger, wobei der obere Teil dieser Linie eine ungefähre Nordrichtung angibt (Abb. oben).

TIPP: Wer mit einer modernen Digitaluhr unterwegs ist, kann sich die Zeit merken und eine altmodische Zeigeruhr zeichnen – mit Stift und Papier oder mit einem Stock in den Sand – und die oben erklärten Prinzipien anwenden.

Schatten lesen

Auch Schatten können bei der Orientierung helfen. Das Prinzip ist einfach und nimmt nicht viel mehr als 15 Minuten in Anspruch.

SCHRITT FÜR SCHRITT

Du brauchst nur einen Stock und zwei Steine.

1 Einen Stock von etwa 1 Meter Länge suchen.

2 Den Stock an einem Platz, an dem er einen klaren Schatten werfen kann, aufrecht in den Boden stecken.

3 Die Spitze des ersten Schattens mit einem der beiden Steine markieren. Das ist überall auf der Erde die Markierung für »Westen«.

4 Mindestens 15 Minuten warten. In dieser Zeit wandert der Schatten weiter.

5 Die Spitze des neuen Schattens mit dem zweiten Stein kennzeichnen. Dies ist die Markierung für »Osten«.

6 Nun die beiden Markierungen verbinden, um eine Ost-West-Linie zu erhalten. Die Nord-Süd-Linie verläuft rechtwinklig dazu. Den linken Fuß auf die Ostmarkierung stellen, den linken Fuß auf die Westmarkierung. Dann schaust du nach Norden.

Natürliche Richtungsanzeiger

Pflanzen brauchen überall auf der Erde Sonne, um zu wachsen, sie wenden sich also ihr zu. Auf der Nordhalbkugel sind die Pflanzen und Bäume auf ihrer Südseite dichter und üppiger, und die Blüten drehen sich zur Sonne. Bei Pflanzen der Südhalbkugel verhält es sich umgekehrt.

TIPP: Auch an Baumstümpfen kann man die Richtung ablesen. Meist haben sie auf der dem Äquator zugewandten Seite weiter auseinander liegende Jahresringe.

Orientierung anhand der Sterne

Wer nachts unterwegs ist, muss die Sterne als Wegweiser zurate ziehen. Der Blick in den Nachthimmel kann Laien verwirren, aber schon Generationen von Seefahrern haben anhand der Sterne ihren Weg über die Ozeane gefunden.

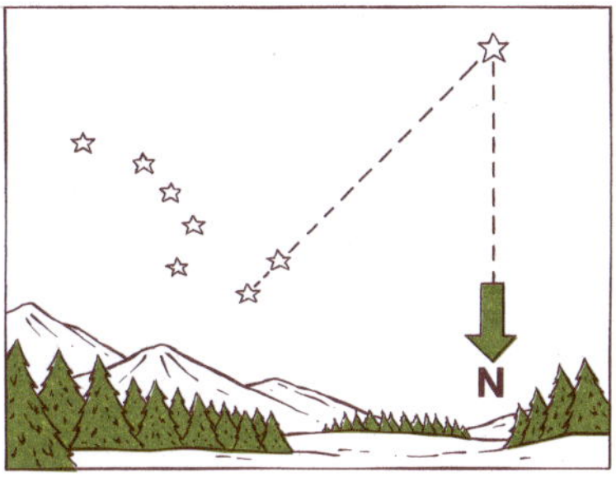

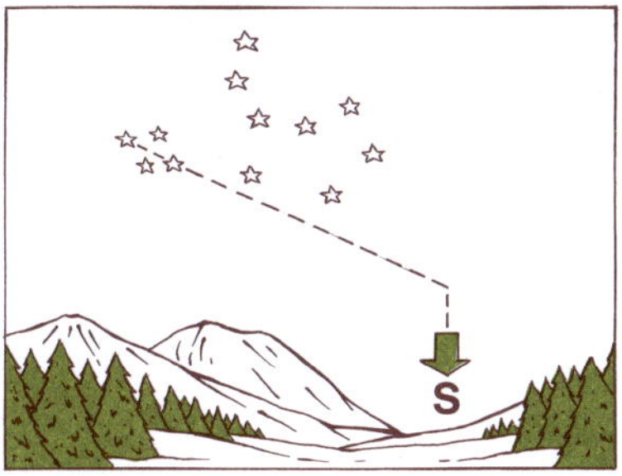

Wie beim Uhrenkompass und beim Schattenstab hängt die Wahl der Sterne davon ab, ob du dich auf der Nord- oder Südhalbkugel befindest. Auf der Nordhalbkugel musst du den Polarstern finden, der zu den hellsten gehört. Suche zunächst das Sternbild des Großen Wagens, im englischen Sprachraum wegen seines Aussehens auch als »Dipper«, Suppenkelle, bezeichnet. Verlängere die Linie zwischen den beiden Sternen am hinteren Ende des Großen Wagens (bzw. am stielabgewandten Rand der Kelle) um ihr Fünffaches, und du triffst auf den Polarstern, der sich direkt über dem Nordpol befindet. Ziehe von ihm eine gedachte Linie hinunter zur Erde. Damit hast du deine Nordrichtung.

Einen so hellen Stern gibt es auf der Südhalbkugel leider nicht. Hier dient das Kreuz des Südens als Orientierung. Wenn du die vier Sterne gefunden hast, die dieses Kreuz bilden, ziehe eine gedachte Linie zwischen den beiden, die auf der längeren Achse des Kreuzes sitzen. Verlängere diese Linie um ihr Fünffaches und merke dir diesen Endpunkt. Wenn du von dort eine gedachte senkrechte Linie zur Erde ziehst, hast du die Südrichtung gefunden.

Hilfe rufen

Dein Smartphone hat in der Wildnis keinen Empfang, also kannst du nicht 112 anrufen oder eine SMS an die Familie schicken. Ohnehin solltest du dich schämen, wenn du es mitgenommen hast, denn beim Ausflug in die Wildnis geht es doch darum, den Mühlen des Alltags zu entfliehen.

Als Erstes musst du Wald oder Dickicht verlassen und eine freie Fläche finden, auf der du ein geeignetes Notsignal geben kannst. Wenn du das nötige Material hast, kannst du ein Feuer machen. Je stärker das Feuer raucht, desto größer ist die Chance, einen Rettungstrupp in Bewegung zu setzen. Trage eine gute Menge Frischholz zusammen. Neben jungen, grünen Zweigen sind auch Blätter und Moos geeignet. Wenn dein Feuer gut brennt, wirf das feuchte Material darauf, und es wird reichlich Rauch entstehen. Er sollte dazu beitragen, dass du entdeckt wirst.

Suche in deinem Rucksack nach einem Spiegel (in manchen Erste-Hilfe-Sets enthalten) oder nach einem Gegenstand aus glänzendem Metall, z. B. dem Deckel deines Kochgeschirrs oder die CD mit Lagerfeuerliedern, die deine Mitbewohnerin für dich gebrannt hat und die nur in deinem Rucksack gelandet ist, weil du ihre Gefühle nicht verletzen wolltest. Mit solchen Gegenständen kannst du ein Notsignal senden. Halte den Gegenstand vor deinen Körper. Der Reflektor fängt das Sonnenlicht ein und du kannst dieses Licht durch geschicktes Bewegen des Reflektors in eine beliebige Richtung strahlen, um Aufmerksamkeit zu erregen. Richtig eingesetzt, können diese Reflexionen in einer Entfernung von bis zu 80 Kilometern gesehen werden. Warte jetzt einfach auf einen vorbeifliegenden Rettungshubschrauber und zeige ihm das Licht.

Wenn du Probleme hast, das reflektierte Licht auf dein Ziel auszurichten, ziele zunächst auf den Boden vor dir. Bringe dann den reflektierten Lichtstrahl in die richtige Richtung und führe ihn langsam höher, bis der richtige Winkel erreicht ist.

Morsezeichen

Das ist ein unglaublich nützliches Signalsystem aus Punkten und Strichen, das schon so manches Leben gerettet hat. Morsen kann man mit allen möglichen Dingen: mit einer Taschenlampe, einem Reflektor, einem Funkgerät oder sogar mit einer Trillerpfeife. Punkte stehen für kurze Licht- oder Tonsignale, Striche für lange. SOS (Save our Souls) ist das internationale Notsignal. Wenn du dir also nicht alle Signale einprägen kannst, dann merke dir wenigstens dieses eine.

SOS ...___...

A ._	**B** _...	**C** _._.	**D** _..	**E** .	**F** .._.	**G** __.	**H** ....
I ..	**J** .___	**K** _._	**L** ._..	**M** __	**N** _.	**O** ___	**P** .__.
Q __._	**R** ._.	**S** ...	**T** _	**U** .._	**V** ..._	**W** .__	**X** _.._
Y _.__	**Z** __..						

Internationale Boden-Luft-Signale

Diese Signalmethode erfordert etwas mehr körperliche Arbeit. Sie wurde für die Evakuierung aus der Luft entwickelt. Gefällte Bäume oder große Felsen eignen sich gut. Du kannst auch einfach die natürliche Vegetation um dich herum heruntertreten. Übertreibung ist ausdrücklich gefragt. Hier kommt es auf die Größe an, damit die Zeichen aus der Luft zu erkennen sind.

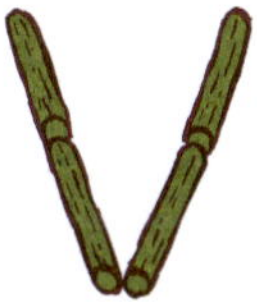
Benötige Hilfe

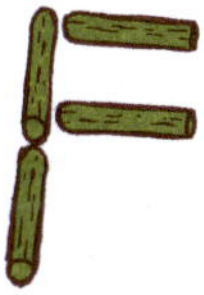
Benötige Lebensmittel und Wasser

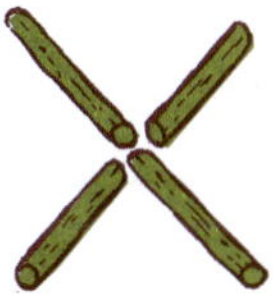
Benötige medizinische Hilfe

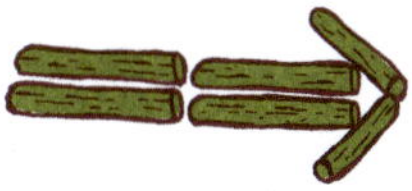
Richtungsanzeige

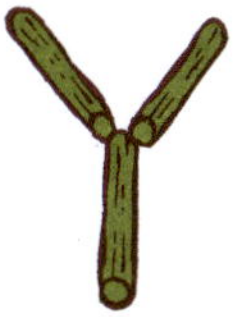
Ja (Bestätigung)

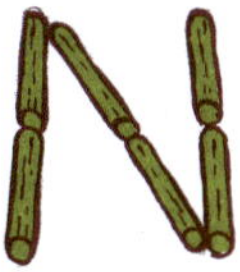
Nein (Negation)

Ein Kanu und Paddel bauen

Wer ein Kanu von Grund auf bauen will, braucht vor allem Zeit. Es dauert nicht nur eine Weile, das Kanu zu formen. Man muss auch einige Monate Geduld aufbringen, bis ein frisch gefällter Baum ausreichend getrocknet ist.

SCHRITT FÜR SCHRITT

1 Einen Baum in geeigneter Größe fällen und entasten. Dann den gefällten Baum einige Monate austrocknen lassen.

2 Zuerst mit Axt und Messer die Außenseite formen. Eine grobe Grundform reicht für den Anfang völlig aus. Stell dir vor, dass dein Baumstamm vom Bug zum Heck (von vorn nach hinten) gesehen wie eine Kreuzung aus den Buchstaben U und V aussehen soll.

3 Wenn du die äußere Hülle geformt hast, kannst du den Sitzbereich im Inneren ausarbeiten. Damit es schneller geht, entzünde ein Feuer und lass es herunterbrennen. Nimm etwas weiße Glut und lege sie auf die Oberseite deines Kanus. Wenn sie sich einige Zentimeter in das Holz hineingebrannt hat, kratze die Asche mit der Axtklinge weg. Wiederhole diesen Vorgang mehrmals.

4 Für das Paddel werden kräftige, möglichst noch grüne Äste gebraucht. Die unteren 30 Zentimeter eines dicken, etwa 1,8 Meter langen Asts mit dem Messer eckig schnitzen, sodass eine Art längliches Rechteck entsteht. Aus zwei etwa 30 Zentimeter langen Aststücken mit dem Messer passende Rechtecke schnitzen. Dann das abgeflachte Ende des langen Asts zwischen die beiden kurzen Rechtecke legen und alles mit Schnur gut zusammenbinden.

5 Das Kanu in flaches Wasser setzen und kontrollieren, ob es dicht ist. Leckstellen lassen sich gut mit Baumharz abdichten.

6 Schnapp dir einen Piccolo und taufe dein Kanu. Dann kannst du in See stechen.

Ein Floß für den Notfall

Du hast viele Stunden damit verbracht, durch einen Fluss zu waten und Steine für eine Feuerstelle auszusuchen. Jetzt müssen sie ins Lager transportiert werden. Aber schon der Hinweg vom Lager zum Fluss war beschwerlich, und da musstest du nur deinen Rucksack tragen. Wie willst du all die schweren Steine schleppen? Nachdenklich betrachtest du den Fluss und entdeckst einen Zweig, der fröhlich auf dem Wasser treibt. Da hast du die zündende Idee: Ein Floß muss her, um die Steine flussabwärts zum Lager bringen.

Du brauchst:

- ✓ Messer
- ✓ Drahtsäge
- ✓ Seil
- ✓ Baumstämme

TIPP: Ein Floß ist ähnlich aufgebaut wie ein Sandwich – aus zwei Grundzutaten, Brot und Fleisch.

SCHRITT FÜR SCHRITT

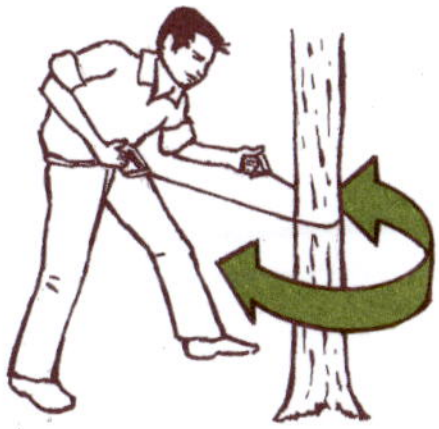

1 Suche einige umgestürzte Bäume. Wenn du keine findest, suche mittelgroße, jüngere Bäume, die du mit deiner Drahtsäge ohne übermäßige Mühe fällen kannst.

TIPP: Viele Survival-Sets enthalten eine Drahtsäge. Diese Sägen nehmen sehr wenig Platz ein, eignen sich aber nur für relativ dünne Stämme. Am besten Seil oder Stoff durch die Griffe ziehen, um sich bei der Benutzung nicht die Hände zu verletzen.

2 So viele Stämme auf Länge sägen, wie für eine Plattform in der gewünschten Größe gebraucht werden. Die Plattform kann zwischen 2×2 Meter und 4×4 Meter groß sein. Die Stämme ans Ufer bringen und das Floß dort bauen. Das fertige Floß ist schwer, und es macht wenig Freude, es mehrere hundert Meter weit zum Fluss ziehen zu müssen.

3 In vier Stämme (das »Brot«) müssen nun in etwas Abstand zu den Enden Kerben gesägt werden. Nicht zu tief, einige Zentimeter genügen.

4 Die beiden eingekerbten Stämme parallel legen, zwei Stämme ohne Kerben im rechten Winkel so darauf legen, dass ein Viereck entsteht. Die oberen Stämme liegen in den Kerben der unteren, die Enden der Stämme stehen ein Stück über die Ecken hinaus.

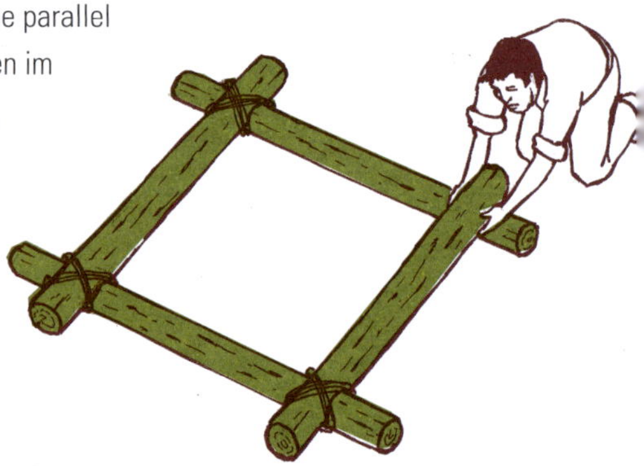

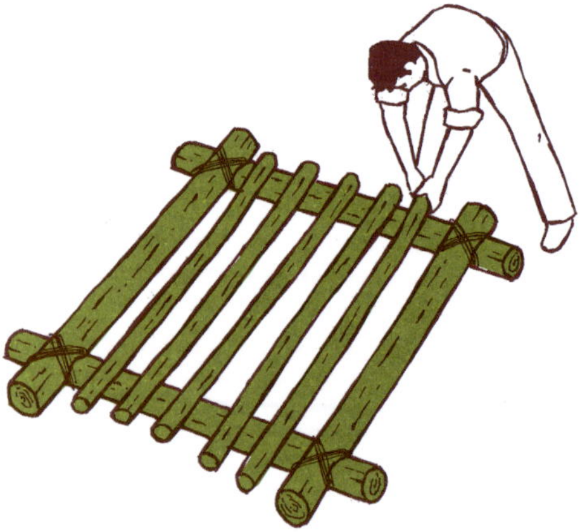

5 Die Stämme an den Ecken mit Seil und sehr stabilen Knoten verzurren.

6 Nun folgt die Plattform (das »Fleisch«). Dafür werden dünnere Stämme in relativ engen Abständen quer über die beiden eingekerbten Stämme des unteren Rahmens gelegt.

TIPP: Manche Stämme werden schwerer sein als die anderen. Sie müssen so angeordnet werden, dass das Gewicht insgesamt gleichmäßig verteilt ist, sonst bekommt das Floß Schlagseite.

7 Die beiden anderen Stämme mit Kerben (restliches »Brot« aus Schritt 3) auf die Plattform legen. Die Kerben liegen auf den ungekerbten Stämmen des unteren Rahmens. Die Plattform ist damit zwischen den oberen und unteren Stämmen eingeklemmt.

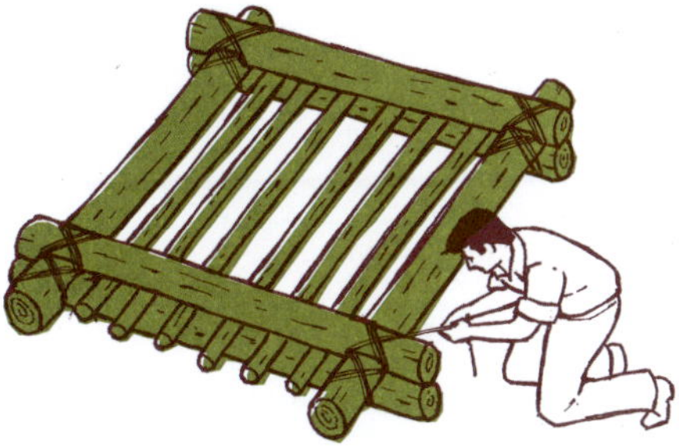

8 Alle vier Ecken wieder mit Seil gut verzurren, wie in Schritt 5. Dabei auch die Außenseiten des »Brots« miteinander verbinden und das »Fleisch« fest einklemmen, damit es nicht herausrutscht, wenn das »Brot« nass wird. Dasselbe im mittleren Bereich des Floßes wiederholen. Dann kann der Stapellauf stattfinden. Ahoi!

Das Floß steuern

Zum Steuern und Staken kannst du einfach einen langen, stabilen Ast benutzen. Du kannst auch ein einfaches Ruder bauen (wie das Paddel, siehe Seite 134) und mit einem Seil am Floß festbinden.

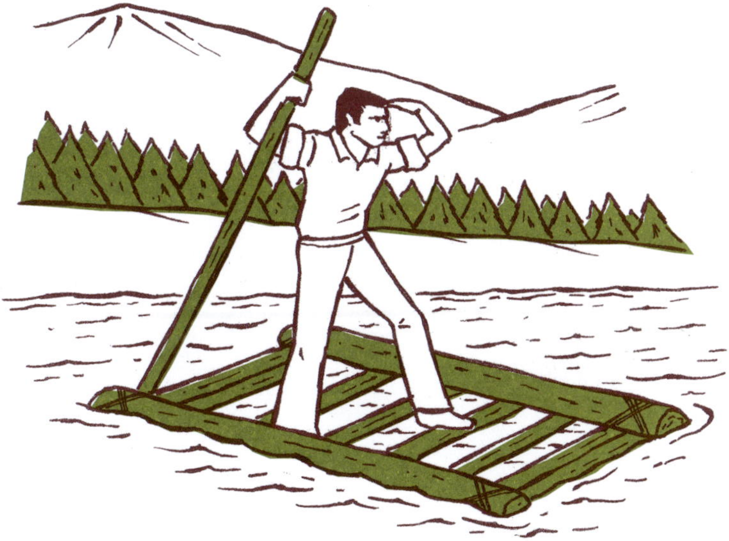

Schlusswort

Die Zeit des Übens hast du hinter dir. Du baust keine Schneehöhlen mehr aus deinem Sofa und den Daunendecken, und die Nachbarn brauchen nicht mehr zu befürchten, dass du nachts ihren Kräutergarten plünderst. Du hast dir die nötige Ausrüstung angeschafft, die Karten immer wieder studiert und einen längeren Urlaub bewilligt bekommen. Endlich kannst du dich in das Abenteuer Wildnis stürzen. Endlich ist es Zeit für Mutter Natur in ihrer ganzen Pracht.

Keine Bange, du kannst das schaffen. Sicher, bevor du auf dem Gipfel des Berges stehst, gibt es eine Menge Vorbereitungsarbeit zu leisten, und manchmal kann es sein, dass du dir beim Ausprobieren der neuen Fertigkeit blaue Flecke holst. Dann halte einfach einen Moment inne und atme tief durch. Wenn die klare Bergluft deine Lungen füllt, dreh dich um und sieh dir die unter dir liegende Schlucht und den kristallklaren blauen See in der Ferne an. Atme aus und nimm einen neuen Anlauf, das Feuer anzuzünden. Wenn es dir gelingt, mit minimalen Mitteln aus Funken Flammen werden zu lassen, ist das ein Erfolgserlebnis der besonderen Art.

Wenn du einmal aus der Hektik des Stadtlebens heraus bist, solltest du dich ganz auf die wundersame Natur einlassen, denn die hält viele Lektionen für dich bereit. Das Wichtigste ist aber, einfach Freude an dem Leben in der freien Wildnis zu haben.

Genieße eine Nacht unter dem Sternenhimmel und beobachte, wie die Rauchschwaden deines Feuers durch die Baumkronen tanzen, während du dem Zirpen der Grillen und dem Rauschen des nahen Flusses lauschst.

Das alles wartet da draußen auf dich, also mach dich auf den Weg! Ob es dich in die Berge verschlägt, in die Wüste oder in den Dschungel: Das Leben in der Wildnis ist eine aufregende Erfahrung, die das Selbstvertrauen stärken und das Leben verändern kann. Für den Anfang genügt ein langes Wochenende, aber es kann durchaus passieren, dass du danach Lust auf mehr bekommst.

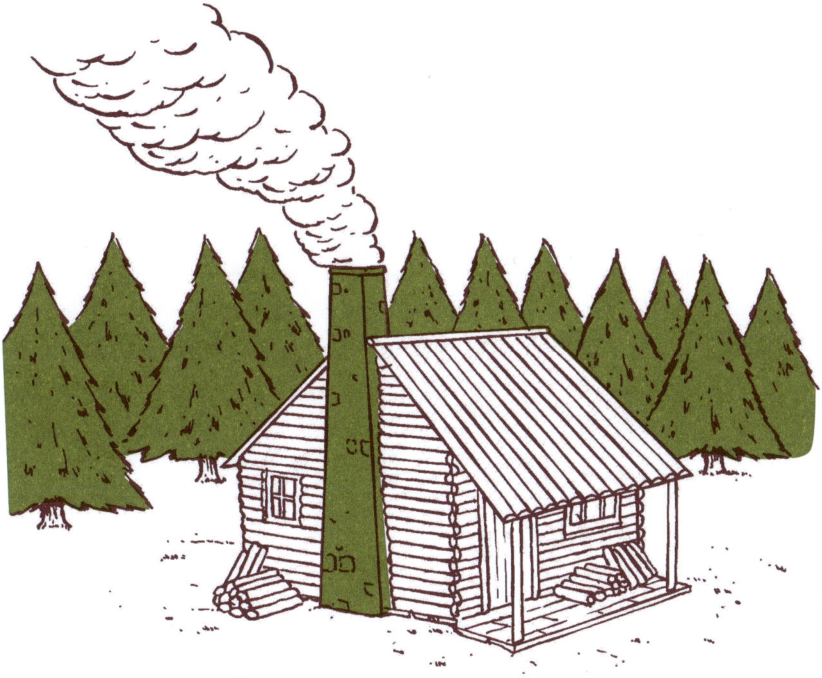

Anhang: Erste Hilfe

Machen wir uns nichts vor: Unfälle können Anfängern genauso wie erfahrenen Abenteurern passieren. Du kannst beim Ausnehmen eines Fischs mit dem Messer abrutschen und dich schneiden. Du kannst dich beim Feuermachen verbrennen. Du kannst dir beim Wandern den Knöchel verstauchen oder dir beim Obstsammeln den Arm brechen. Darum möchten wir zum Abschluss einige bewährte Methoden zur Behandlung verschiedener Verletzungen vorstellen.

Schnitt- und Risswunden

Die Wunde reinigen. So schnell wie möglich mit kaltem Wasser abspülen und ein antiseptisches Spray oder Gel auftragen. Mit einem Stück Gaze, einem Hemd oder einem anderen Stoff Druck auf die Wunde ausüben, um sie zu schließen. Die Wunde über Herzhöhe lagern, um den Blutfluss zu stoppen. Tiefe Schnitte mit Butterfly-Wundnahtstreifen versorgen: Ein Ende des Streifens auf eine Seite der Wunde kleben, dann die Wunde fest zudrücken und das andere Ende des Streifens unter Spannung auf die andere Seite der Wunde kleben. Bei längeren Schnitten mehrere Wundnahtstreifen verwenden. Danach die Wunde mit Mull verbinden – weder zu fest noch zu locker.

Verbrennungen

Sofort kaltes Wasser über die Verbrennung laufen lassen, um den Schmerz zu lindern. Kein Eis verwenden, es kann die Haut noch mehr schädigen. Wenn der Schmerz abklingt, die Verbrennung mit Seife und warmem Wasser waschen, um Schmutz oder Asche zu entfernen. Vorsichtig trockentupfen. Den verbrannten Bereich mit Gaze verbinden, um ihn zu schützen und sauber zu halten. Bei anhaltenden Schmerzen ein Schmerzmedikament wie Ibuprofen oder Paracetamol einnehmen. Die Wunde täglich mit Seife und Wasser waschen und mit frischer Gaze verbinden. Wenn der alte Verband an der Brandwunde festklebt, kann er mit Wasser eingeweicht und vorsichtig abgelöst werden.

Verstauchungen und Zerrungen

Die PECH-Regel anwenden, dann klingen die Beschwerden nach einiger Zeit meist von selbst ab.

PECH= PAUSE, EIS, COMPRESSION, HOCHLEGEN

★ **P** Einen Platz zum Ausruhen finden, um das Problem genauer zu beurteilen.

★ **E** Falls möglich, mit Eis kühlen, um einer Schwellung vorzubeugen. Alternativ den verletzten Körperteil in kaltes Wasser tauchen.

★ **C** Eine elastische Binde fest um den verletzten Körperteil wickeln, um ihn ruhig zu stellen. Wer mit einem verstauchten Knöchel weitergehen muss, sollte seinen Stiefel sehr fest schnüren, sodass er wie eine Schiene wirkt.

★ **H** Den Körperteil hochlegen, um eine weitere Schwellung zu verhindern.

Knochenbrüche

Ein Knochenbruch ist sehr schmerzhaft, und meistens merkt man sofort, wenn er passiert. Zuerst muss genau festgestellt werden, wo sich der Bruch befindet. Bei der Untersuchung die Stelle so wenig wie möglich bewegen. Sobald der Bruch identifiziert ist, die Gliedmaße schienen. Die Schiene kann improvisiert werden, muss aber stabil genug sein, um einen gebrochenen Knochen in der richtigen Position zu halten. Äste, ein Axtstiel oder Skistöcke sind geeignet. Die verletzte Gliedmaße mit Stoff (z. B. einem Hemd) polstern, zwischen zwei Schienen legen und diese über und unter dem Bruch zusammenbinden, aber nicht zu fest.

TIPP: Ein Knochenbruch ist eine schwerwiegende Verletzung. Versuche nicht, ihn selbst zu behandeln, es sei denn, du hast absolut keine andere Möglichkeit. Besser ist es auf alle Fälle, den Rettungsdienst zu rufen und sich von Profis zusammenflicken zu lassen.

Register

Über die Autoren

Christian Casucci hat das Leben in der Wildnis schon als Kind durch viele Campingausflüge mit seinem Vater in verschiedenen Gebieten der USA kennengelernt. Heute ist er als Autor für Film und Fernsehen tätig.

Sam Martin ist Autor erfolgreicher Bücher, darunter *Wie Mann den Rasen mäht, Wie Mann den Haushalt führt* oder *So wird Mann ein Held*. Außerdem war er Chefredakteur der Zeitschrift *This Old House*. Als junger Mann hat er acht Monate als Baumpflanzer in British Columbia gearbeitet und während dieser Zeit in einem Zelt gelebt.